飞行技术专业系列教材

航 空 救 护

主　编　刘　平　中国民用航空飞行学院

副主编　陈　军　中国民用航空飞行学院

编　者　蒋纪文　中国民用航空飞行学院

　　　　张嘉民　中国民用航空飞行学院

　　　　赵世清　中国民用航空飞行学院

　　　　宁　静　中国民用航空飞行学院

　　　　彭小平　中国国际航空股份有限公司

　　　　刀丽梅　中国东方航空云南有限公司

　　　　王健智　中国东方航空股份有限公司西北分公司

　　　　李洪林　中国南方航空股份有限公司吉林分公司

主　审　杨庆忠　中国民用航空飞行学院

U0206220

西南交通大学出版社

·成都·

图书在版编目（CIP）数据

航空救护 / 刘平主编. —成都：西南交通大学出版社，2013.2（2021.6 重印）

飞行技术专业系列教材

ISBN 978-7-5643-2164-2

Ⅰ. ①航… Ⅱ. ①刘… Ⅲ. ①航空航天医学－教材 Ⅳ. ①R856

中国版本图书馆 CIP 数据核字（2013）第 020549 号

飞行技术专业系列教材

航 空 救 护

主编 刘 平

责 任 编 辑	李芳芳
特 邀 编 辑	宋彦博
封 面 设 计	何东琳设计工作室
出 版 发 行	西南交通大学出版社 （四川省成都市二环路北一段 111 号 西南交通大学创新大厦 21 楼）
发 行 部 电 话	028-87600564　028-87600533
邮 政 编 码	610031
网 　 　 址	http: //www.xnjdcbs.com
印 　 　 刷	四川森林印务有限责任公司
成 品 尺 寸	170 mm × 230 mm
印 　 　 张	7.25
字 　 　 数	110 千字
版 　 　 次	2013 年 2 月第 1 版
印 　 　 次	2021 年 6 月第 5 次
书 　 　 号	ISBN 978-7-5643-2164-2
定 　 　 价	20.00 元

前　言

随着社会经济的快速发展、人们生活水平的迅速提高，以及航空科技的不断完善，乘坐快捷、安全、舒适的飞机正在成为更多人出行时的首选。

尽管飞机是目前最安全的交通工具，但空中紧急医学事件仍不可避免。根据中国国际航空股份有限公司的统计资料，飞机运行中的紧急医学事件，因机上特殊环境引发的占 50%～62%，轻微外伤占 32%～47%，重病登机、机上死亡等占 4%～6%。进一步研究表明，飞机运行导致的紧急医学事件有：外伤，以Ⅰ度烫伤，轻度扭伤，气流颠簸造成的碰伤、砸伤和骨折等为多见，未出现大动脉、大静脉的出血，不构成生命威胁；客舱内低气压环境和加速度引发的航空医学疾病，如心、脑细胞的缺氧，高空胃肠胀气和晕机等，旅客中航空性中耳炎罕见。可能导致飞机改航备降的紧急医学事件包括气管异物、癫痫发作、肝硬化消化道出血、机上突发心肌梗死等。另有调查结果表明，在飞行途中需要接受紧急医疗救助的概率为万分之一，其中尤以心绞痛、胸痛、晕厥、癫痫、感冒、支气管炎、哮喘和过敏性疾病等最为常见，即使是最危急的心脏骤停也常见诸媒体。

本书是我国第一部严格按照民航局《公共航空运输承运人运行合格审定规则》（即 CCAR-121，121 部）和大型飞机公共航空运输机载应急医疗设备配备和训练（AC-121-102R1）有关要求专门为飞行机组成员编写的系统的空中急救训练教材。由于民航局不要求合格证持有人及其代理人在实施载客运行时提供专业的应急医疗服务，也不要求机组成员的应急医疗措施取代有资质的医疗专业人员的应急救护措施或达到其水平，因此，本书的编写尽量以科普的形式，深入浅出，适合国内高等院校飞行技术和空中乘务（保卫）专业学生学习及航空公司培训中心教学时采用。

参加本书编写的是来自中国民航飞行学院、中国国际航空公司、中国东方航空公司和中国南方航空公司等单位的资深航空医学专家和教育工作者。书中插图由中国民航飞行学院蒋纪文、张嘉民、刘平和陈军同志拍摄或制作。中国国际航空西南公司培训部的李瑞霖同志和四川航空公司航医室的李刚同志对本书的改编提出了建设性的意见并提供了大力帮助。在此，对以上同志一并表示感谢。

由于编写的时间较紧，加之编写人员的知识水平有限，书中不足之处在所难免，希望广大同仁在使用过程中发现问题，及时批评指正，我们将不胜感激，并在下一次出版时加以改进，使之逐步完善。

刘　平

2012 年 12 月 9 日

于中国民用航空飞行学院

目　　录

第一章
空中救护基础

生命体征（Vital Signs）是指用来判断病人病情轻重和危急程度的指征。临床上把体温、脉搏、呼吸和血压称作四大生命体征，它们是维持机体正常生命活动的支柱，缺一不可，不论哪项严重异常都是严重的甚至危及生命安全的疾病的表现。因此，如何判断生命体征是正常还是异常的，是每个空中乘务员作为"第一目击者"进行施救时所必须掌握的知识和技能。

第一节 体温的测量

体温（Temperature，T）是指机体内部的温度，它是机体不断地进行新陈代谢的结果，同时又是机体功能活动正常进行的重要条件。人体能够在不同的环境温度中，通过对体内产热和散热过程的调节来保持体内温度的相对稳定，以适应环境温度的变化。临床上导致体温变化的疾病主要是各种感染性疾病。

一、体温计

体温计是测量体温用的器具，其种类较多，有电子体温计、红外线体温计和玻璃汞柱式体温计等。目前，临床上普遍采用的是玻璃汞柱式体温计，它的刻度范围是 35 ℃ ~ 42 ℃，每一小格代表 0.1 ℃。根据测量部位的不同，玻璃汞柱式体温计又分为腋表、口表和肛表三种，它们分别测量腋下、口腔和肛门的体温。肛表一般适用于婴幼儿，而成人一般使用腋表。

玻璃汞柱式体温计是一根真空毛细管外带有刻度的玻璃管，如图 1.1 所示。口表和肛表的玻璃管呈三棱镜状，腋表的玻璃管呈扁平状。玻璃管末端的球部装有水银，口表和腋表的球部较细长，有助于测温时扩大接触面；肛表的球部较粗短，可防止插入肛门时折断或损伤黏膜。体温计毛细管的下端和球部之间有一狭窄部分，使水银遇热膨胀后不能自动回缩，从而保证体温测试值的正确性。

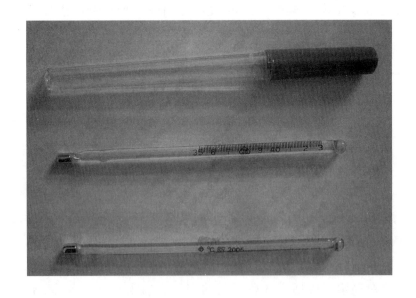

图 1.1　玻璃汞柱式体温计

二、体温的测量方法

在临床上，测量体温的方法通常有三种：口腔测温法、肛门测温法和腋下测温法。下面介绍最常见的腋下测温法。

在测量体温前，首先要检查体温计的汞柱是否在 35 ℃ 以下，如果超过这个刻度，就应轻轻甩几下，使汞柱降至 35 ℃ 以下。测量体温时，要先将腋窝皮肤的汗液擦干，然后将体温计水银头部放置于腋窝中间，使上臂紧贴于胸壁，将体温计夹紧。测量时间不能少于 5 分钟。读数时，要横持体温计并缓缓转动，取与眼等高的水平线位置看汞柱所指示的温度刻度。

三、体温的判断

正常人的腋下温度是 36 ℃ ~ 37.2 ℃，高于这个范围称为发热（俗称"发烧"）。发热按程度不同可分为：

低热——体温在 37.3 ℃ ~ 38 ℃。

中热——体温在 38.1 ℃ ~ 39 ℃。

高热——体温在 39.1 ℃ ~ 41 ℃。

超高热——体温在 41 ℃ 以上。

此外，在生理状态下，人的体温并不是恒定不变的，在一天的 24 小时内也有波动，但一般相差不超过 1 ℃。一般的规律是：清晨略低，午后稍高；运动和进食后稍高；小儿稍高，老年人略低；妇女在月经前或妊娠中略高。

四、体温测量的注意事项

（1）测量前应将体温计的汞柱甩到 35 ℃ 以下，以免检测出的结果高于实际体温。甩体温计时应位于宽敞处，或手置于胸前，运动幅度不宜过大，以免体温计与桌椅等发生碰撞而破损。

（2）测量前应将腋窝汗液擦干。

（3）消瘦、病情严重及有神志障碍的病人可能不能将体温计夹紧，会导致体温计的汞柱没有上升到实际高度，以致检查结果低于病人的实际体温。

（4）体温计附近有影响局部体温的冷热物体，如冰袋、热水袋等，也会影响体温的测量结果。

（5）在进食、饮水、剧烈运动等情况下，须休息 30～60 分钟后再测量，以免影响测量结果。

（6）测量时间一般为 5～10 分钟，不宜过长或过短。

第二节　脉搏的测量

脉搏（Pulse）是指由检查腕部或其他部位的动脉搏动而数得的每分钟心跳次数，以"次/分钟"的形式记录。正常情况下，脉搏的次数与心跳的次数一致，节律均匀，间隔相等。脉搏常常能反映机体循环功能的状况，同时，各种生理或病理情况导致的循环功能改变也常常会在脉搏的变化上得以体现。

一、脉搏的测量方法

脉搏测量最常选用的部位是桡动脉搏动处。先让被测试者安静休息 5～10 分钟，手平放在适当位置，坐卧均可。检查者将左手食指、中指、无名指并齐按在被测量者右手腕段的桡动脉搏动处，即手腕掌侧外面（又叫桡侧），腕屈肌腱外侧、桡骨茎突内侧（中医叫"寸口脉"），如图 1.2 所示。按压的轻重以能感到清楚的动脉搏动为宜。如果脉搏整齐，可以数 15 秒钟的搏动数，再乘以 4 即得 1 分钟内的脉搏次数。如果脉搏不整齐，则需要数 1 分钟的搏动次数。当桡动脉不便测量或测不出时，也可采用以下动脉进行测量：

颈动脉——位于气管与胸锁乳突肌之间。

肱动脉——位于肘窝肘横纹线上内 1/3 处。

股动脉——大腿上端，腹股沟中点稍下方的一个强大的搏动点。

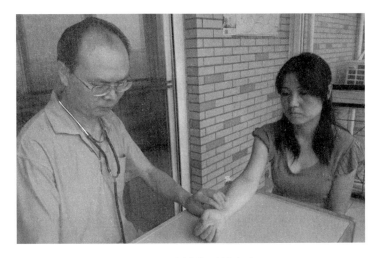

图 1.2　脉搏的测量方法

二、脉搏的判断

正常人每分钟脉搏次数与心跳一致，为 60 ~ 100 次/分钟。不同性别、年龄的人略有差异，一般来说，女性比男性稍快，小孩比老年人稍快。

（一）心动过速

每分钟脉搏次数超过 100 次叫作心动过速。

（1）生理情况：见于情绪激动、紧张、剧烈体力活动（如跑步、爬山、爬楼梯、扛重物等）、气候炎热、饭后和酒后等。

（2）病理情况：见于发热、贫血、心力衰竭、心律失常、休克和甲状腺机能亢进等。发热时脉搏会增快，一般体温每升高 1 ℃，脉搏会增加 10 ~ 20 次/分钟；但伤寒病人例外，虽然体温很高，但脉搏并不加快，即所谓的相对缓脉。

（二）心动过缓

每分钟脉搏次数低于 60 次叫作心动过缓，常见于某些心脏病患者（如病态窦房结综合征）、颅内压增高、阻塞性黄疸和甲状腺机能减退等。但经常进行体育锻炼者（特别是长跑运动员）每分钟脉搏次数也常常低于 60 次，主要原因是心脏储备增加，每搏输出量较大。

（三）脉搏消失

脉搏消失是指不能触到脉搏，多见于重度休克、多发性大动脉炎、闭塞性脉管炎和重度昏迷病人等。

三、脉搏测量的注意事项

（1）测量前，先让病人安静休息一会儿，避免活动和过度兴奋而影响脉搏测量的准确性。

（2）脉搏计数时，不仅要测定每分钟的次数，还要注意脉搏的节律、弹性和强弱。正常人动脉搏动的节奏是均匀的，如果忽快忽慢，或时有时无，则称为心律失常，如果经常出现这种现象，应该去医院做进一步的检查和治疗。正常人脉搏有力而富有弹性，很容易在手腕掌面外侧搏动的桡动脉上摸到，有些疾病如高血压、动脉硬化等，脉搏强而硬，且没有弹性。如果病人有大出血或病情严重时，脉搏会很虚弱，甚至摸不到。

第三节　呼吸的测量

呼吸（Respiration）是人体与环境之间进行气体交换的过程，人体通过呼吸，吸入氧气，呼出二氧化碳，以维持生命。呼吸是人体重要的生命活动，一刻也不能停止，但有时也会因为各种生理或病理原因而改变，如某些体液因素（如高碳酸血症）可直接抑制呼吸中枢，使呼吸变浅；低氧血症可兴奋颈动脉窦和主动脉体化学感受器，使呼吸变快。所以，正确测量病人的呼吸，对于了解其身体的功能状况，并指导急救有着十分重要的意义。

正常人的呼吸有两种方式，即胸式呼吸和腹式呼吸。以胸廓起伏运动为主的呼吸为胸式呼吸，多见于正常女性和年轻人，也可见于腹膜炎患者和一些急腹症患者；以腹部运动为主的呼吸为腹式呼吸，多见于正常男性和儿童，也可见于胸膜炎患者。但不管性别和年龄如何，这两种呼吸运动在每一个人身上均不同程度地同时存在。

一、呼吸频率的测量方法

呼吸频率是急性呼吸功能障碍的敏感指标，因此，测定呼吸频率在临床上有很重要的意义。测定呼吸频率的方法，实际上就是记录每分钟的呼吸次数：

（1）观察病人胸部或腹部的起伏次数，一吸一呼为一次，计数时间为1分钟。

（2）当昏迷或小儿病员呼吸微弱不易观察时，可将少许棉花置于病人鼻孔前，观察棉花被吹动的次数，计数时间为1分钟。

二、呼吸的判断

（一）正常呼吸

正常成人静息状态下呼吸的频率为16～20次/分钟，节奏均匀，如图1.3所示。儿童呼吸的频率较快，为30～40次/分钟，但随年龄的增长而减慢，逐渐达到成人的水平。

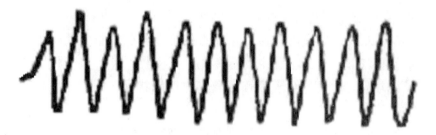

图 1.3　正常呼吸节律

（二）异常呼吸

很多疾病可导致呼吸频率、深度和节律的改变。

1. 呼吸增快

呼吸增快指每分钟呼吸次数超过 24 次。生理情况见于情绪激动、运动、进食和气温增高等。疾病状态见于高热、缺氧、疼痛、肺炎、哮喘、心力衰竭、贫血和甲状腺机能亢进等。一般体温每升高 1 ℃，呼吸频率大约增加 4 次/分钟。

2. 呼吸减慢

呼吸减慢指每分钟呼吸次数不到 10 次。主要见于疾病状态，如颅内压增高，麻醉剂、镇静剂使用过量和胸膜炎等。

3. 呼吸节律异常

呼吸节律异常主要包括潮式呼吸和间断呼吸两种。

潮式呼吸是一种周期性呼吸节律异常，其周期为 30 秒至 2 分钟。潮式呼吸的特点是：开始呼吸浅慢，以后逐渐加深加快，达高潮后又逐渐变浅变慢，接着是呼吸暂停，5 ~ 30 秒后又再次重复上述状态的呼吸，如此周而复始。由于其呼吸运动如潮水涨落，故称之为潮式呼吸，如图 1.4 所示。

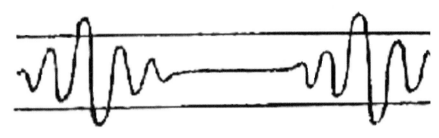

图 1.4　潮式呼吸

间断呼吸是一种表现为呼吸和呼吸暂停现象交替出现的呼吸节律异常。间断呼吸的特点是：有规律的呼吸几次后，突然暂停呼吸，其周期长短不同，随后又开始呼吸，如此反复交替，如图 1.5 所示。

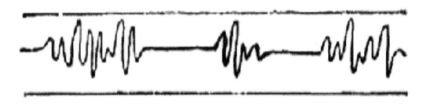

图 1.5　间断呼吸

潮式呼吸和间断呼吸多发生在中枢神经系统疾病（如脑炎、脑膜炎和脑出血）、严重心脏病和尿毒症晚期等。其中，间断呼吸比潮式呼吸更为严重，预后多不良，常在临终前发生。

4. 呼吸困难

病人主观上感到空气不足，呼吸费力；客观上可见呼吸用力，张口抬肩，鼻翼扇动，辅助呼吸肌也参加呼吸运动，呼吸频率、深度和节律也有所改变，可出现紫绀。常见于肺部疾病、循环系统疾病、高原反应以及窒息性毒剂中毒等。

三、呼吸测量的注意事项

（1）呼吸的快慢和情绪是否紧张有很大的关系，所以在测量呼吸前，应该让病人安静休息一段时间，并尽量不要和病人说话，使病人在自然状态下呼吸。呼吸频率的测量可选择在测量脉搏之前或之后进行，检查者可以保持测量脉搏的姿势，即手按在病人手腕处，以转移其注意力，避免因紧张而影响检查结果。

（2）在测量呼吸次数的同时，应注意观察呼吸的节律、深度及气味等变化。如出现呼吸停止，应当立即施行口对口人工呼吸进行抢救。

（3）一旦出现呼吸节律异常或点头呼吸、鼻翼扇动等现象，表明病情严重，应尽快广播寻找医生乘客，并报告机长与地面联系准备抢救事宜。

第四节　血压的测量

血压（Blood Pressure）是指在血管内流动的血液对血管壁的侧压力。机体内各种不同的血管，其血压是不同的，其中，动脉血压最高，毛细血管血压次之，静脉血压最低。我们平常所说的血压一般是指动脉血压。

由于心脏交替收缩和舒张，血压也会随之波动。当心脏收缩时，血液射入主动脉，血压最高，称为收缩压；当心脏舒张时，压力降至最低，称为舒张压。收缩压与舒张压之间的压力差称为脉压差。

一、血压的测量方法

（1）让被测量者坐在有靠背的椅子上，充分暴露右上臂，伸直肘部，手掌向上。

（2）放平血压计，打开盒盖呈 90° 垂直位置。将袖带平整无褶地缠于上臂，袖带气囊部分对准肱动脉，袖带下缘应距肘窝横纹 2 ~ 3 cm，松紧以能放入一指为宜。打开水银槽开关。

（3）戴好听诊器，在肘窝内侧处摸到肱动脉搏动点，将听诊器胸件薄膜面置于肘窝肱动脉上，轻压听诊器胸件使之与皮肤紧密接触，但不可压得太重；用左手固定听诊器胸件，右手打开血压计气门的螺旋帽，握住输气球向袖带内边充气边听诊，如图 1.6 所示。待气囊内压力达到使肱动脉搏动音消失的水平后（此时袖带内的压力大于心脏收缩时的血压，动脉血流被阻断，无血流通过），继续充气使之再升高 20 ~ 30 mmHg（1 mmHg = 0.133 kPa），然后开始缓慢放气，使汞柱以恒定的速度下降（2 ~ 5 mmHg/秒），两眼平视汞柱所指的刻度。当袖带内压力下降到和心脏收缩时的血压相等时，血液即能在心脏收缩时通过被压迫的血管，从听诊器中能听到第一声搏动音（柯氏音第 I 时相，第一音），此时血压计汞柱上所对应的刻度，即为收缩压；随后搏动声继续存在并增大，当袖带内压力逐渐降至与心脏舒张时血压相等时，搏动音突然消失（柯氏音第 V 时相，消失音），此时血压计汞柱所对应的刻度为舒张压。

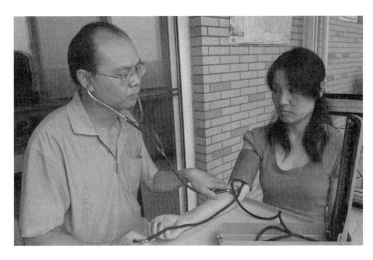

图 1.6　血压的测量方法

（4）测量完毕，排出带内余气，拧紧血压计气门的螺旋帽，整理袖带放回盒内，将血压计向水银槽倾斜 45° 角时关闭水银槽开关（防止水银倒流）。

二、血压的记录格式

血压的记录采用数学分数式的格式，即收缩压/舒张压，如

120/80 mmHg。若口述血压数值时，应先读收缩压，后读舒张压，以上血压读为：120，80毫米汞柱。

三、血压值的判断

血压值的判断如表 1.1 所示。

表 1.1　血压水平的定义和分类

类　　别	收缩压（mmHg）	舒张压（mmHg）
理想血压	＜120	＜80
正常血压	120～129	80～84
正常高值	130～139	85～89
高血压	≥140	≥90

血压升高：常见于高血压病、肾炎、肾上腺髓质肿瘤、妊娠中毒、颅内压增高等；甲状腺机能亢进或主动脉瓣关闭不全，主要表现为收缩压增高。

血压降低：常见于心包积液、休克、甲状腺机能减退和心衰等。

脉压差异常：正常成人脉压差为 30～40 mmHg。脉压差增大，见于主动脉瓣关闭不全、动脉硬化、甲亢和贫血等；脉压差缩小，见于低血压、心包积液、心衰和严重二尖瓣狭窄等。

四、血压测量的注意事项

（1）测量血压的环境应安静、温度适当。被测量者在测量前半小时不要吸烟，不要饮浓茶或咖啡，排空小便。被测量者至少安静休息 5 分钟，以消除劳累或缓解紧张情绪，以免影响血压的测定结果。

（2）被测量者最好取坐位，充分暴露右上臂；心脏、肱动脉和血压计的"0"点应在同一水平位上。

（3）将袖带紧贴并缚在被测者上臂，袖带的大小适合被测量者的上臂臂围，至少覆盖上臂臂围的 2/3；袖带下缘应在肘窝横纹上 2～3 cm；将听诊器胸件置于肘窝肱动脉处，并不得与袖带接触，更不可塞在袖带底下。

（4）测量时应均匀、快速地充气，然后缓慢放气。12 岁以下儿童，妊娠妇女，严重贫血、甲状腺功能亢进、主动脉瓣关闭不全及柯氏音不消失者，以柯氏音第Ⅳ时相（变音）读数作为舒张压读数。取得舒张压读数后，快速放气至零（0）水平。

（5）为减少误差，血压的测定应间隔 1～2 分钟重复测量，取两次读数的平均值记录。如果收缩压或舒张压两次读数相差 5 mmHg 以上，应再次测量，以三次读数的平均值作为测量结果。

五、影响血压的因素

正常人群的血压每天会在一个较小的范围内波动，保持相对恒定。常见的影响血压的因素有：

（1）年龄和性别因素。血压随着年龄的增长而升高，新生儿最低，小孩次之，成人最高；中年之前女性血压常比男性偏低，中年以后两性差别不明显。

（2）疲劳和睡眠因素。过度劳累或睡眠不佳时，血压稍有升高。

（3）环境因素。寒冷刺激会使血压升高，在高温环境中血压会下降。

（4）精神因素。紧张、恐惧、害怕、兴奋等情绪状态下，收缩压会升高，但舒张压变化不明显。此外，饮食、吸烟、饮酒等也会影响血压值。

（5）其他因素。一般来说，右上肢的血压略高于左上肢的血压，这是因为右侧肱动脉来自主动脉弓的第一大分支无名动脉，而左侧肱动脉来自主动脉弓的第三大分支左锁骨下动脉，而左侧肱动脉与心脏的距离比右侧远，能量有所消耗，所测得的血压值可以低 5～10 mmHg。下肢的血压要比上肢高 20～40 mmHg，这是由于股动脉的管壁较肱动脉粗、血流量较肱动脉多的缘故。现在国内外的血压标准都是以右上臂测定的血压值为基础制定的。

第五节 意识障碍的判断

一、意识与意识障碍

意识是大脑功能活动的综合表现，是指人们对自身和周围环境的感知状态，可通过言语及行为来表达。正常人意识清晰，定向力正常，感觉敏锐精确，思维和情感活动正常，语言流畅、准确，表达能力良好。

意识障碍是多种原因引起的一种严重的脑功能紊乱，为临床常见症状之一，是指人们对周围环境以及自身状态的识别和觉察能力出现障碍。意识障碍有两种：一种是以兴奋性降低为特点，表现为嗜睡、意识模糊、昏睡甚至昏迷；另一种是以兴奋性增高为特点，表现为高级中枢急性活动失调的状态，包括意识模糊、定向力丧失、感觉错乱、躁动不安、言语杂乱等。

二、意识障碍的原因

意识障碍均见于疾病状态。

（一）颅内疾病

（1）局限性病变。

① 脑血管病：脑出血、脑梗塞、短暂性脑缺血发作等。

② 颅内占位性病变：原发性或转移性颅内肿瘤、脑脓肿、脑肉芽肿、脑寄生虫囊肿等。

③ 颅脑外伤：脑挫裂伤、颅内血肿等。

（2）脑弥漫性病变。

① 颅内感染性疾病：各种脑炎、脑膜炎、蛛网膜炎、室管膜炎、颅内静脉窦感染等。

② 弥漫性颅脑损伤。

③ 蛛网膜下腔出血。

④ 脑水肿。

⑤ 脑变性及脱髓鞘性病变。

（3）癫痫发作。

（二）全身性疾病

（1）急性感染性疾病：各种败血症、感染中毒性脑病等。

（2）内分泌与代谢性疾病：如肝性脑病、肾性脑病、肺性脑病、糖尿病性昏迷、黏液水肿性昏迷、垂体危象、甲状腺危象、肾上腺皮质功能减退性昏迷、乳酸酸中毒等。

（3）外源性中毒：包括工业毒物、药物、农药、植物或动物类中毒等。

（4）缺乏正常代谢物质：

① 缺氧（脑血流正常）。血氧分压正常而含氧量降低者有一氧化碳中毒、严重贫血及变性血红蛋白血症等；血氧分压及含氧量均降低者有肺部疾病、窒息及高山病等。

② 缺血（脑血流量降低）。见于心输出量减少的各种心律失常、心力衰竭、心脏停搏、心肌梗死；脑血管阻力增加的高血压脑病、血液黏滞度增高；血压降低，如各种休克等。

③ 低血糖。如胰岛素瘤、严重肝脏疾病、胃切除术后、胰岛素注射过量及饥饿等。

（5）水、电解质平衡紊乱。

（6）物理性损害：如日射病、热射病、电击伤和溺水等。

三、意识障碍的表现形式

根据发病原因的不同，意识障碍可以分为以觉醒状态改变为主的意识障碍和以意识内容改变为主的意识障碍两大类。

以觉醒状态改变为主的意识障碍多为累及觉醒（arousal），即意识的"开关"系统所致，可分为：

（1）嗜睡（drowsiness）。对周围事物无主动关心与兴趣，表现为持续性睡眠状态，但可唤醒。唤醒后回答问题正确，但停止呼唤后又立即进入睡眠状态。

（2）昏睡（stupor）。患者的觉醒水平、意识内容和随意运动均明显降低。呼唤或推动患者肢体不能使其觉醒。对痛觉刺激可有较强反应并能短暂觉醒，但不能正确回答问题。

（3）意识模糊（clouding of consciousness）。属于轻度意识障碍，主要表现为觉醒与认识功能方面障碍以及嗜睡，眼球活动及眨眼减少，注意力不集中，思维迟钝且不清晰。

（4）昏迷（coma）。是意识障碍中最严重的一个等级，但昏迷的深浅与疾病严重程度有关。深昏迷时觉醒状态、意识内容以及随意运动严重丧失，可引出巴彬斯基氏征，此时可出现大小便潴留或失禁。

以意识内容改变为主的意识障碍多属于大脑皮层病损或抑制所致，可分为：

（1）谵妄状态（delirium）。又称急性神经错乱状态，表现为意识清晰度降低，对客观环境的意识能力及反应能力均有轻度下降，注意力涣散，记忆力减退，对周围环境理解和判断失常，常产生错觉或幻觉，多伴有紧张、恐惧的情绪。

（2）醒状昏迷（vigil coma）。属于特殊类型的意识障碍，表现为双目睁开，眼睑开闭自如，但思维、情感、记忆、意识及语言活动均完全消失，对外界环境不能理解，毫无反应，肢体无自主运动，呈现意识内容消失。

根据严重程度的不同，意识障碍可以分为嗜睡、昏睡和昏迷。临床上主要是给予言语和各种刺激，观察患者反应情况加以判断。如与之对话、嘱其执行有目的的动作、直呼其姓名、推摇其肩臂、压迫眶上切迹和针刺皮肤等。

（1）嗜睡：是程度最浅的一种意识障碍，患者经常处于睡眠状态，给予较轻微的刺激即可被唤醒，醒后意识活动接近正常，但对周围环境的鉴别能力较差，反应迟钝，刺激停止后又复入睡。

（2）昏睡（混浊）：是较嗜睡程度更深的意识障碍，表现为意识范围明显缩小，精神活动极迟钝，对较强刺激有反应，不易唤醒，醒时睁眼，但缺乏表情，对反复问话仅能作简单回答，回答时含混不清，常答非所问，各种反射活动存在。

（3）昏迷：意识活动丧失，对外界各种刺激或自身内部的需要不能感知，可有无意识的活动，给予任何刺激均不能被唤醒。

昏迷按刺激反应及反射活动等可分三度：

① 浅昏迷：随意活动消失，对疼痛刺激有反应，各种生理反射（吞咽、咳嗽、角膜反射、瞳孔对光反射等）存在，体温、脉搏、呼吸多无明显改变，可伴谵妄或躁动。

② 深昏迷：随意活动完全消失，对各种刺激皆无反应，各种生理反射消失，可有呼吸不规则、血压下降、大小便失禁、全身肌肉松弛、去大脑强直等。

③ 极度昏迷：又称脑死亡，病人处于濒死状态，无自主呼吸，各种反射消失，脑电图呈病理性电静息，脑功能丧失持续在 24 小时以上，排除了药物因素的影响。

四、机上意识障碍的快速检查程序

意识障碍的判断，可以通过语言应答、唤醒、疼痛刺激和各种反射活动（包括吞咽反射、对光反射、角膜反射和瞳孔大小等）等检查来确定。机上急救时，意识障碍的快速检查可以按照图 1.7 所示程序来进行。其中，反映脑干功能的各种反射，如果有医生乘客在场时可以由医生乘客进行，没有医生乘客在场时不做。

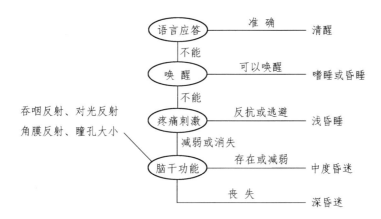

图 1.7　机上意识障碍的快速检查程序

第六节　机载应急医疗设备

按照 CCAR-121 部规定，合格证持有人（大型飞机公共航空运输承运人）在实施载客运输时，应为载客飞机配备的应急医疗设备包括：急救箱、应急医疗箱、卫生防疫包，以及箱（包）里所需的医疗用品和药品。有的航空公司还配备有乘务长药箱。

一、急救箱

（一）载客飞机对急救箱配备的要求

急救箱固定放置于客舱内便于取用的位置。根据载客飞机的座位数不同，要求急救箱配备的数量也不一样，具体如表 1.2 所示。

表 1.2　急救箱数量的配备

旅客座位数	急救箱数量
100 以下（含 100）	1
101～200	2
201～300	3
301～400	4
401～500	5
500 以上	6

根据相关法规的要求，急救箱具有防尘、防潮的功能。

（二）急救箱内的医疗用品

按照相关法规的要求，急救箱内医疗用品的配备如表 1.3 所示。

表 1.3　急救箱内医疗用品的配备

项　目	数　量
绷带，3 列（5 cm）、5 列（3 cm）	各 5 卷
敷料（纱布），10 cm×10 cm	10 块
三角巾（带安全别针）	5 条
胶布，1 cm，2 cm（宽度）	各 1 卷
动脉止血带	1 条
外用烧伤药膏	3 支
手臂夹板	1 副
腿部夹板	1 副
医用剪刀	1 把
医用橡胶手套	2 副
皮肤消毒剂及消毒棉	适量
单向活瓣嘴对嘴复苏面罩	1 个
急救箱手册（含物品清单）	1 本
事件记录本或机上应急事件报告单	1 本（若干页）

不适于装在急救箱内的手臂夹板和腿部夹板存放在急救箱附近易于取用的位置。

（三）急救箱的使用指征

急救箱用于对旅客或者机组人员受伤时的止血、包扎和固定等应急处理。

（四）急救箱内医疗用品的用途及注意事项

（1）绷带：主要用于对各种伤口的包扎固定。

（2）敷料：用以覆盖创伤面的材料。敷料都是经过消毒灭菌处理并规范包装的，使用时应当查明包装表面标注的有效期，以保证无菌。

（3）三角巾：用于包扎伤口的材料。主要用于病人头部、面部、手掌、腹部、足部、踝关节、前额和耳部等受伤部位的包扎。

（4）动脉止血带：适用于四肢大出血时的止血。只有当其他止血方法无效时才用动脉止血带进行止血。动脉止血带包括橡皮止血带（橡皮带、橡皮条和一次性止血带），气性止血带（如血压计袖带）和布制止血带等。

（5）夹板：用于固定骨折部位的材料。根据固定部位的不同分为手臂夹板和腿部夹板。根据夹板材质不同又可分为木制夹板、充气夹板和钢丝夹板等。

（6）医用剪刀：为不锈钢圆头剪刀，用于急救时剪医用敷料、伤口处衣物等。

（7）皮肤消毒剂：包括碘类（如碘伏）、洗必泰类、季铵盐类或植物（中草药）类等非醇类皮肤消毒剂，用于创伤面的消毒。使用前应检查包装是否严密及是否有泄漏。

（8）单向活瓣嘴对嘴复苏面罩：用于对伤病员实施心肺复苏（Cardiopulmonary Resuscitation，CPR）时的人工呼吸。

二、应急医疗箱

每架飞机在载客飞行时至少配备有一只应急医疗箱。应急医疗箱具有防尘、防潮的功能，固定放置于客舱内避免高温或低温且便于取用的位置。

（一）应急医疗箱配备的药品和物品

按照相关法规要求，应急医疗箱内药品和物品的配备如表 1.4 所示。

表 1.4　应急医疗箱内药品和物品的配备

项　目	数　量
血压计	1 个
听诊器	1 副
口咽气道（三种规格）	各 1 个
静脉止血带	1 根

续表 1.4

项　目	数　量
脐带夹	1 个
医用口罩	2 个
医用橡胶手套	2 副
皮肤消毒剂	适量
消毒棉签（球）	适量
体温计（非水银式）	1 支
注射器（2 ml，5 ml）	各 2 支
0.9% 氯化钠	至少 250 ml
1∶1 000 肾上腺素单次用量安瓿	2 支
盐酸苯海拉明注射液	2 支
硝酸甘油片	10 片
醋酸基水杨酸（阿司匹林）口服片	30 片
应急医疗箱手册（含药品和物品清单）	1 本
事件记录本或机上应急事件报告单	1 本（若干页）

（二）应急医疗箱内药品或物品的使用指征

应急医疗箱用于对旅客或者机组人员意外受伤或者医学急症的应急医疗处理。

（三）应急医疗箱内药品或物品的用途及注意事项

（1）口咽气道（口咽通气道（管））：在现场急救和心肺复苏中，用来限制舌后坠，维持气道开放，保持伤患者气道畅通的医疗用品。其规格大小为 40～120 mm。

（2）皮肤消毒剂：包括碘类（如碘伏）、洗必泰类、季铵盐类或植物（中草药）类等非醇类皮肤消毒剂，用于创伤面的消毒。使用前应检查包装是否严密及是否有泄漏。

（3）注射器：为肌肉或静脉给药的医疗用具。机上配备有 2 ml 注射器 2 支，5 ml 注射器 2 支，均为一次性注射器（含针头）。

（4）0.9% 氯化钠（生理盐水）：主要用于清洗伤口（创伤面）或稀释注射用药品。

（5）肾上腺素：主要用于支气管痉挛所致的严重呼吸困难，可迅速缓解药物等引起的过敏性休克，也是各种原因引起的心脏骤停时进行心肺复苏的主要抢救用药。

（6）盐酸苯海拉明注射液：主要用于急性重症过敏反应，以及其他过敏反应病，不宜口服用药者。

（7）硝酸甘油片：适用于冠心病心绞痛或心肌梗死时的应急处置。用法与用量：成人一次用 0.25 ~ 0.5 mg（1 片）舌下含服；每 5 分钟可重复 1 片，直至疼痛缓解；如果 15 分钟内总量达 3 片后疼痛持续存在，不应继续给药；在活动或大便之前 5 ~ 10 分钟预防性使用，可避免诱发心绞痛。

（8）醋酸基水杨酸（阿司匹林）口服片：适用于预防一过性脑缺血发作、心肌梗死、心房颤动、人工心脏瓣膜、动静脉瘘或其他手术后的血栓形成，也可用于治疗不稳定型心绞痛。用法与用量：预防心肌梗塞、动脉血栓、动脉粥样硬化，每日 1 次，每次 0.3 g；预防短暂性脑缺血，每次 0.65 g，1 日 2 次。

三、卫生防疫包

每架飞机在载客飞行中所配备卫生防疫包的数量不得少于每 100 个旅客座位 1 个（100 座以内配 1 个）。卫生防疫包具有防尘、防潮的功能，其式样见附件 1。

（一）卫生防疫包配备的药品和物品

按照相关法规要求，卫生防疫包内药品和物品的配备如表 1.5 所示。

表 1.5　卫生防疫包内药品和物品的配备

项　目	数　量
液体、排泄物消毒凝固剂	100 g
表面清理消毒片	1～3 g
皮肤消毒擦拭纸巾	10 块
医用口罩和眼罩	各 1 个（副）
医用橡胶手套	2 副
防渗透橡胶（塑料）围裙	1 条
大块吸水纸（毛）巾	2 块
便携拾物铲	1 套
生物有害物专用垃圾袋	1 套
物品清单和使用说明书	1 份
事件记录本或机上应急事件报告单	1 本（若干页）

（二）卫生防疫包的使用指征

卫生防疫包用于清除客舱内血液、尿液、呕吐物和排泄物等潜在传染源。

（三）卫生防疫包内物品性能及作用介绍

（1）液体、排泄物消毒凝固剂：为粉剂；具有吸水作用，吸水倍率 ≥30 g/g，吸水速度 ≤50 秒钟；具有凝胶化作用；对常见致病菌具有抑菌作用；对飞机座舱环境没有明显腐蚀和毒副作用。

（2）表面清理消毒片：为片剂；具有高效消毒效果，有效氯含量 1～3 g，消毒作用时间 3～5 分钟；对飞机座舱环境没有明显腐蚀和毒副作用。

（3）皮肤消毒擦拭纸巾：可杀灭常见致病菌，对皮肤无刺激。

（4）眼罩：有遮挡作用，具有防雾功能。

（5）医用手套：可防止化学物、血液渗透。

（6）防渗透橡胶（塑料）围裙：为医用防护服材料；长度达膝盖处；具有较强的强度/质量比值和柔韧性；具有耐高强度的液体冲击性，可有效预防血液、水、油、酸碱盐溶液等渗透性物质。

（7）吸水（纸）毛巾：为聚丙烯高分子吸水材料，规格为 20 cm×20 cm，每片至少吸附 100 ml 以上液体。

（8）便携拾物铲：具有铲、刮、拾物的功能。

（9）生物有害物专用垃圾袋：为医用垃圾袋材料，用于盛装客舱内血液、尿液、呕吐物和排泄物等潜在传染源。

（四）卫生防疫包的使用程序

（1）穿戴个人防护用品。依次穿戴医用口罩、眼罩、医用橡胶手套、防渗透围裙。

（2）配制消毒液。取 1 片表面清理消毒片放入 250～500 ml 清水中，配制成浓度为 1∶500～1 000 的消毒液，用于对污物污染的座舱内物品表面和地面进行初步消毒。

（3）将消毒凝固剂均匀覆盖于液体、排泄物等污物 3～5 分钟，使其凝胶固化。

（4）使用便携拾物铲将凝胶固化的污物铲入生物有害物专用垃圾袋中。

（5）用配好的消毒液对污物污染的物品进行消毒，保证消毒液在物品表面滞留 3～5 分钟后用清洁水擦拭清洗，最后用吸水毛巾将残留水渍吸干。上述过程重复进行一遍，然后将使用后的吸水毛巾及其他使用过的消毒用品放入生物有害物专用垃圾袋。

（6）依次脱掉手套、围裙，用皮肤消毒擦拭纸巾擦手消毒；再依次脱下口罩、眼罩，最后用皮肤消毒擦拭纸巾擦手及身体其他可能接触到污物的部位。

（7）将所有使用过的防护用品装入生物有害物专用垃圾袋后，将垃圾袋封闭，填写"生物有害垃圾标签"（其式样见附件 2），粘贴在垃圾袋封口处。

（8）将已封闭的生物有害物专用垃圾袋暂时存放于适当位置，避免丢失、破损或对机上餐食造成污染。

（9）通知目的地的地面相关部门做好接收准备。

四、乘务长药箱

乘务长药箱是航空公司的延伸服务，箱内药品主要用于满足乘客在空中旅行时医疗服务的需要。与急救箱、应急医疗箱和卫生防疫包不同，乘务长药箱不属于法规强制要求配备的机上医疗用品，因此各航空公司没有统一的配备标准。乘务长药箱主要配备有治疗各种常见病的非处方药、药品说明书、药物使用免责单。药品说明书主要包括以下内容：药品名称、用途、用法、作用原理、副作用和禁忌症等。

五、机载应急医疗设备使用的注意事项

（1）机载应急医疗设备应当由经过训练的机组成员使用，或在医疗专业人员指导下使用。

（2）机载应急医疗设备中属于国家规定必须且仅可由医疗专业人员使用和操作的医疗器械及处方类用品，机组成员应当按照相应程序提供给医疗专业人员使用。

（3）在机上提供使用机载急救包、应急医疗箱（除体温计、血压计外）或任何药品时，应当首先保证被帮助者或者其同行人知晓使用说明，同意并签署"应急医疗设备和药品使用知情同意书"（式样见附件3）后方可使用。使用机载应急医疗设备中的处方药品时，必须经医疗专业人员诊疗后方可使用。具体要求如下：

① 运行中突发事件造成旅客受伤或旅客突发急症时，需使用所配急救包、应急医疗箱（除体温计、血压计外）或药品时，客舱机组成员应寻求旅客中医疗专业人员的帮助，由其或在其指导下向需要紧急医疗处置的旅客提供帮助，并在"应急医疗设备和药品使用知情同意书"上予以记录或由医疗专业人员（或其他证明人）签字。

② 当运行中旅客因为身体不适主动要求，或者其同行人协助要求使用应急医疗物品（除体温计、血压计外）或药品时，客舱机组成员可以提供帮助，同时向旅客提供设备或药品使用说明书并要求其仔细阅读。在提供应急医疗物品或药品时，需要旅客本人或其同行人签署"应急医疗设备和药品使用知情同意书"。

③ 当不能及时得到医疗专业人员的指导或伤病旅客因为意识状态原因无法签署"应急医疗设备和药品使用知情同意书"，可以由伤病旅客的同行人（如有），或者同时由两名以上客舱机组成员在"应急医疗设备和药品使用知情同意书"记录和签字。有旅客自愿作证的也可以同时签字。应急医疗设备和药品应当按照使用说明书上载明的方法使用。

（4）机组成员应当及时记录飞行中发生的紧急医学事件，填写"紧急医学事件报告单"（式样见附件4），并应当在飞行后及时将"紧急医学事件报告单"和"应急医疗设备和药品使用知情同意书"上报给合格证持有人，由合格证持有人的航空卫生保障机构负责收集备查。

飞行中发生的紧急医学事件包括三种情况：造成飞机改航备降等不正常运行的人员伤病或死亡，飞机不正常运行导致的人员伤病或死亡，以及突发公共卫生事件。

（5）机载应急医疗设备的维护和医疗用品的更换由合格证持有人航空卫生保障机构负责实施。

附件1 卫生防疫包的外包装式样和标示

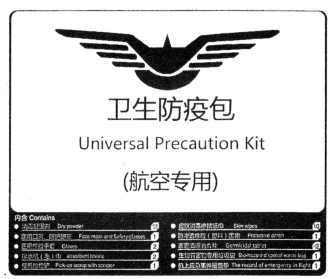

卫生防疫包外包装标示（正面）

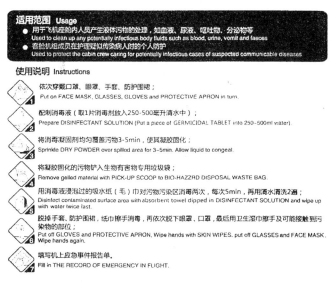

卫生防疫包外包装标示（背面）

附件 2 生物有害垃圾标签

生物有害垃圾

航空公司：_____

航　班：_____

日　期：_____

污物种类：_____

操 作 人：_____

附件 3 应急医疗设备和药品使用知情同意书

应急医疗设备和药品使用知情同意书

本人因身体不适或伤痛，在乘坐的飞机上（航班号：_____ ）使用了由航班免费提供的药品（药品名：_____）共（_____）片或航班提供的医疗急救设备（设备名：_____）。

我在服药（或使用医疗急救设备）前已阅读使用说明书，清楚了解该药或设备的使用方法和注意事项等，出现由于使用上述药品和/或医疗急救设备所导致的不良反应或症状，由本人负责。

旅客签名：_____；同行人签名（如需要）：_____
医疗急救专业人员签名（如需要）：_____
客舱机组成员签名：_____、_____

　　　　　　　　　　　　　　　年　　　　月　　　　日

附件 4 紧急医学事件报告单

航班号 FLIGHT	机号 AIRPLANE NO.		日期 DATE		备降地 ALTERNATE		
病人姓名 PATIENT	性别 SEX		国籍 NATIONALITY	年龄 AGE		证件号 PASSPORT NO.	
座位号 SEAT	目的地 DESTINATION		联系电话 TELEPHONE	住址 ADDRESS			
污染物性质 CHARACTER	处理过程　PREPARATION						
粪便 FAECES							
尿液 URINE							
呕吐物 VOMIT							
血液 BLOOD							
其他体液 OTHER BODY FLUIDS							
证明人姓名 WITNESS	地址/电话 ADDRESS/ TELEPHONE	国籍及证件号 NATIONALITY& PASSPORT　NO.		座位号 SEAT		签名 SIGNATURE	
处理人员签名 NAME OF PREPARATION	地址 ADDRESS	联系电话　TELEPHONE				签名 SIGNATURE	
乘务长签名 PURSER							

第二章
可能导致改航备降的紧急医学事件

第一节　一般紧急医学事件

一、心绞痛

心绞痛属于冠状动脉硬化性心脏病（简称冠心病）的一种常见类型，是由冠状动脉供血不足，心肌急剧的、短暂的缺血与缺氧所引起的一组临床综合征。

（一）临床表现

典型心绞痛的症状是发作性胸骨后疼痛，这种疼痛具有以下特点：

（1）疼痛的性质：是压榨性、窒息性、闷胀性疼痛，而非刀割样或针刺样痛，更不是通常人们认为的"绞痛"。

（2）疼痛的部位：主要位于胸骨后部，可放射至心前区、左肩、左上肢等部位。

（3）疼痛的时限：疼痛历时短暂，多数为 3 ~ 5 分钟，很少超过 10 ~ 15 分钟。疼痛持续仅数秒钟，或者不适感持续整天或数天者均不是心绞痛。

（4）诱发因素：以体力劳累为主，其次为情绪激动。如上楼、快步走、饱餐后步行、用力大便、暴露于寒冷环境、身体其他部位的疼痛，以及恐怖、紧张、生气、烦恼等情绪变化，均可诱发心绞痛。

（5）缓解因素：舌下含服硝酸甘油片后，疼痛多可迅速缓解。

（二）机上急救要点

（1）让病人立刻停止一切活动。帮助患者松开紧身的衣物，安排相邻乘客到其他座位，以腾出足够的空间让患者安静的卧位休息。

（2）安慰患者。告诉患者我们所能提供的救治措施是有效的，以消除病人的紧张情绪。

（3）尽快给患者吸氧。

（4）打开应急医疗箱，立即使用硝酸甘油片。硝酸甘油片成人一次用 0.25～0.5 mg（1 片）舌下含服。每 5 分钟可重复 1 片，直至疼痛缓解。如果 15 分钟内总量达 3 片后疼痛持续存在，不应继续给药。或帮助患者使用自备的药物，如速效救心丸等。

（5）密切观察患者病情变化，如出现心跳、呼吸停止，应立即进行心肺复苏术。

二、脑血管意外

脑血管意外俗称"中风"，是指供应脑组织的血管发生出血或栓塞而导致的疾病，包括脑出血和脑血栓形成两种，主要表现为感觉障碍、运动障碍和语言表达障碍（失去语言功能或者吐字不清）等症状。

中风的危害很大，中风后几分钟就可以引起大脑的损害，如果治疗不及时，有的病人即使存活下来，也可能留下严重的残疾，使生活质量大大降低；严重时病人可能很快死亡。

（一）临床表现

根据病变部位、范围和程度的不同，可能出现以下一项或几项表现：

（1）头痛、呕吐。二者常常同时出现，多见于脑出血，系颅内高压所致。

（2）意识障碍。程度不一，轻者仅表现为神志恍惚、嗜睡或昏睡，严重者可以出现昏迷。

（3）感觉障碍。肢体无力或麻木，面部、上肢或下肢的感觉异常，如有蚁行感或痛觉消失等。

（4）运动障碍。典型的表现是单侧上肢或下肢活动不灵活，不能提举重物，易摔跤；严重者可以出现偏瘫。

（5）语言表达障碍。表现为病人说话不清，吐词困难，甚至说不出话来。

（6）其他表现。口角歪斜、流口水或食物从口角流出；喝水或吞咽时出现呛咳；视觉障碍，单侧眼视物不清；理解能力下降，或突然记忆力减退；平衡功能失调，站立不稳等。

（二）机上急救要点

脑血管意外急救的目的是保住患者的生命，降低失语、偏瘫等残疾率。飞行途中，如发现有乘客摔倒在地、昏迷、呕吐、肢体不能动弹，应首先怀疑中风，如果同伴乘客证实该乘客患有高血压时，更应怀疑中风，立即按下列原则进行急救：

（1）让病人去枕平卧。昏迷病人应将其头部侧向一边，保持呼吸道通畅，以防止呕吐物误吸而造成窒息。

（2）对摔倒在地的病人，应就近移至易于处置的、宽敞的座位上，以便于急救。移动病人时，应由一人托住头部，并与身体保持水平的位置。检查有无外伤，出血者应给予包扎。

（3）保持安静。

（4）给病人吸氧。血压显著升高但神志清醒者，可给予口服降血压药。

（5）密切观察病人病情变化，如果出现呼吸、心跳停止，应立即行心肺复苏术。

三、癫痫大发作

癫痫是大脑神经元突发性异常放电，导致短暂的大脑功能障碍的一种慢性疾病，多见于脑血管病、脑肿瘤、脑外伤后、脑膜炎和中毒等。癫痫的种类繁多，临床表现也非常复杂，但最常见和最易识别的类型是癫痫大发作，也就是民间所讲的"抽风"或"羊角风"。它的典型特征是意识丧失和全身抽搐。

（一）临床表现

（1）突然出现似羊叫的尖叫声。

（2）意识丧失，立位时常常表现为"摔倒"在地上。

（3）全身抽搐，面色青紫，瞳孔散大，口吐白沫。

（4）舌唇常常被咬破，并伴有大、小便失禁等表现。

（5）每次发作历时数分钟，醒来后对发作过程不能回忆。

（6）一次癫痫发作持续 30 分钟以上者，或者虽有间歇期，但意识不能恢复，反复频繁发作 30 分钟以上者，称为癫痫持续状态。癫痫持续状态约占癫痫病人的 3%～6%，是一种危险的急症，应及时送往医院抢救。

（二）机上急救要点

（1）发现癫痫病人发作时不是卧位，应立即帮助病人使其处于侧卧位，防止摔倒和碰伤。

（2）松开病人的领带、胸罩、衣扣和腰带等紧身物品；保持病人呼吸道通畅；如果病人安装有义齿，应将其取下，以免误吸入呼吸道；为防止舌咬伤，可将手帕卷成一条状或用一双筷子缠上布条塞入其上下牙之间。

（3）发作过程中，应将病人头部侧向一边，使唾液和呕吐物尽量流出口外，防止窒息；抽搐时，切记不要用力按压住病人肢体来试图阻止其抽搐发作，以免造成骨折或扭伤。

（4）发作后尽可能减少搬动，让病人适当休息，此时可给病人吸氧。

（5）对于已经摔倒在地的病人，应检查有无外伤，如有外伤，应根据外伤情况进行处理。

（6）小儿惊厥（类似癫痫发作）常常由高烧引起，这时应尽快用湿毛巾热敷或用酒精涂擦把体温降下来，以免再次发生惊厥。

（7）及时广播寻求医生乘客的帮助，并报告机长。如果是小儿惊厥和癫痫持续状态，应与地面联系，请求紧急降落，以便尽快将病人送往医院救治。

四、支气管哮喘

支气管哮喘是一种过敏性疾病，多数在年幼或青年时发病，并在春秋季或遇寒时发作。哮喘发作时来得快、去得急，并以呼气困难为特点；哮喘发作间隙期如同正常人。

（一）临床表现

（1）呼吸困难。主要表现为呼出气体时费劲，甚至有窒息感。

（2）被动体位。病人常常被迫坐直并使身体前倾，以帮助呼吸。

（3）哮鸣音。病人或周围的人可以听到哮鸣音。

（4）发作前常常有鼻腔与眼睑发痒、流泪、打喷嚏、流鼻涕和干咳等前驱症状。

（二）机上急救要点

（1）及时给氧。特别是当病人已经出现严重的呼吸困难，口唇、指甲青紫等缺氧症状时，更应尽快给病人吸氧。

（2）安慰病人，使其保持镇静。

（3）嘱咐病人坐直并使身体前倾，以帮助呼吸。

（4）如果病人自带有药物，可以帮助病人服下以缓解症状。

（5）经处理后病人病情仍未见好转，应广播寻找医生乘客，并及时报告机长，与地面取得联系。

五、糖尿病急症

糖尿病是由胰岛素分泌不足或者胰岛功能下降导致的血糖升高而引起的一系列病理改变。糖尿病典型的表现为多饮、多食、多尿和消瘦，即"三多一少"症状。血液化验可发现血糖值升高。

糖尿病可以引起各种急性和慢性并发症。在飞行途中，糖尿病患者乘客最容易出现的危急重症是低血糖，尤其是当乘客担心在飞机上发病而过分限制饮食或服用降糖药超量时。

（一）临床表现

（1）心慌、出冷汗、全身发抖。

（2）异常空腹感或饥饿感。

（3）意识障碍，可能出现嗜睡、昏睡，严重时甚至出现昏迷。

（4）如果乘客有糖尿病史，目前正在口服降糖药，或近几天进食不正常，或有感冒、发烧、呕吐、腹泻等症状，突然出现昏迷，又找不到其他原因时，应首先怀疑糖尿病昏迷。

（二）机上急救要点

（1）让病人平卧在座椅上，头侧向一边，保持呼吸道通畅，清除呕吐物，防止误吸而引起窒息。

（2）密切观察病情变化，一旦发生呼吸停止，应立即进行人工呼吸。

值得一提的是，由糖尿病引起的昏迷，除了低血糖外，血糖显著升高也可以引起"高渗性昏迷"，所以在昏迷原因不清楚时不要随便给病人喂糖水，以免加重病情。另外，给意识不清楚的病人喂糖水本身就是禁忌，容易造成患者的呛咳，甚至窒息。

六、鼻出血

鼻出血又称鼻衄，是飞机客舱里常见的医学急症之一。机舱内空气相对干燥，或进食辛辣刺激的食物后滋生火热，或有用手指挖鼻的不良习惯等，都是导致鼻出血的诱因。鼻出血多数发生于鼻中隔前下部位，该处有扩张的血管形成血管丛，称为鼻中隔易出血区。

（一）临床表现

（1）多为单个鼻孔出血，偶尔可能两个鼻孔同时出血。鼻出血常常无疼痛感。

（2）口腔可吐出鲜血。

（3）出血量大时可发生休克。

（二）机上急救要点

（1）安慰病人，让病人身体前倾、微低头，两指向鼻中隔按压捏紧鼻翼，或用干棉球塞住出血鼻孔，或用沾有滴鼻净或盐酸麻黄素溶液的棉签填塞出血鼻孔。

（2）用干净的纱布或毛巾擦净血迹。

（3）经处理后病人鼻出血多可以止住，如果出血不止，应立即广播寻找医生乘客，并及时报告机长，与地面取得联系。

七、烫 伤

烫伤是由高温液体（沸水、热油）、高温固体（烧热的金属等）或高温蒸气等对肌体所造成的损伤，是最常见的家庭意外，也是机上最常见的外伤之一，常由白开水、热茶和热咖啡所致。

（一）临床表现

烫伤根据程度不同，临床表现也有差异。

一度烫伤：只损伤表皮层，表现为局部轻度红肿，疼痛明显，但无水泡形成。在机上的烫伤多为一度烫伤。

二度烫伤：伤及真皮层，表现为局部红肿、疼痛，并有大小不等的水泡形成。

三度烫伤：皮下、脂肪、肌肉、骨骼都有损伤，呈灰或红褐色。

（二）机上急救要点

烫伤发生后，要保持冷静，并立即采取以下措施进行急救。

（1）冲：以流动的自来水冲洗或浸泡在冷水中，使皮肤快速降温以减轻痛苦，降低伤害的程度。这种"冷却治疗"在烧烫伤后要立即进行。

（2）脱：在充分泡湿伤口后小心除去衣物，可用剪刀剪开衣物，并保留有粘连的部分。

（3）泡：继续浸泡于冷水中至少 30 分钟，可减轻疼痛，降低伤害程度。

（4）盖：用干净的床单、布单或纱布覆盖。病情严重的尽快送往医院治疗。

需要注意的是，烫伤发生后，不能用牙膏、凡士林等来涂抹。由于烫伤伤口的热气受到牙膏等物质的遮盖，不能向外散发而只能往皮下组织深部扩散，结果会造成烫伤程度的加重。

第二节　呼吸道异物梗阻

呼吸道异物梗阻是由于误将异物吸入呼吸道，形成呼吸道堵塞，引起通气障碍，导致窒息，甚至死亡的医学急症。一旦出现呼吸道梗阻，氧气不能吸入，二氧化碳不能排出，病人往往表现出呼吸受阻、面色发紫和失去知觉的现象。

异物进入呼吸道后，大的异物多停留在气道，小的异物则易嵌于支气管。较大的、表面不光滑的或植物性异物（如豆类、花生米）对气管黏膜刺激强，黏液分泌增加，加之植物性异物易被黏液浸泡而膨胀，病情较重，如果超过 4 分钟就会有生命危险，而且即使抢救成功，也常因脑部缺氧过久而致失语、智力障碍和瘫痪等后遗症；如果超过 10 分钟，则抢救成功的概率几乎为零。

一、诱发因素

饮食不慎为其主要的诱发因素。进食匆忙，进食时注意力不集中（如在进食的同时聊天或嬉戏等），或者进食时突遇气流颠簸等，很容易将一些肉块、鱼团、菜梗等误吸入呼吸道。

二、易发人群

老年人因咳嗽，吞咽功能差，或不慎将义齿或牙托误送入呼吸道。

婴幼儿和儿童有嬉弄和口含异物的习惯，且因防御性咳嗽力弱，反射功能差，一旦嬉笑或啼哭，可因误吸气而将口腔中的物品吸入呼吸道，如异物不能咳出，则病情严重，预后也较差。

昏迷病人，因舌根后坠，胃内容物和血液等返流入咽部，也可阻塞呼吸道入口处。

三、临床表现

1. 特征性体征

当异物吸入气管时，患者会出现突然的刺激性咳嗽、反射性呕吐、声音嘶哑、呼吸困难。由于异物吸入气道时感到极度的不适，患者常常不由自主地以一手呈"V"字状地紧贴于颈部，以示痛苦和求救，如图2.1 所示。这常常成为呼吸道梗阻的特征性体征。

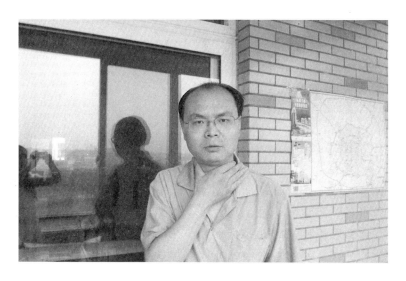

图 2.1　气道异物梗阻的特征性体征

2. 呼吸道不完全阻塞症状

病人常有咳嗽、喘气或咳嗽弱而无力，呼吸困难，吸气时带有高音调声音等现象。

3. 呼吸道完全阻塞症状

大的支气管被异物完全堵上，病人不能说话，不能咳嗽，不能呼吸，面色灰暗，紫绀，这时病人常常不自主地以一手的拇指和食指呈"V"字状紧贴喉部，面容痛苦，想说但说不出话。此时，病人多半会用肢体动作告诉周围的人自己当前的处境。

4. 昏　迷

当呼吸道完全阻塞而不能及时解除，病人很快就会陷入昏迷状态。

四、机上急救

（一）呼吸道部分梗阻的病人

此时病人尚能呼吸、讲话和咳嗽，应鼓励病人努力将梗塞的异物咳出。

（二）呼吸道完全阻塞的病人

在现场主要采用美国著名医学家亨利·海姆立克教授（Henry J Heimlich）发明的"海姆立克急救法"，简称"海氏急救法"进行急救。该法利用突然冲击腹部—膈肌软组织，产生向上的压力，压迫两肺下部，从而驱使肺部残留空气形成一股气流，长驱直入气管，将堵塞气管、喉部的食物块等异物挤出呼吸道。

气道异物梗阻不仅发生于幼儿，随着人口老龄化，老年人发生气道异物梗阻的情况已明显增多，所以，海氏急救法的使用也日渐广泛，并已成为 CPR 的新"成员"。

1. 自救式腹部冲击法

（1）嘱患者自己一只手握空心拳，拇指侧置于腹部脐上两指、剑突下处，另一只手紧握住此拳，双手同时快速向上、向内冲击 5 次，每次冲击动作要明显分开。

（2）或者选择将患者上腹部压在坚硬物上，如桌边、椅背或栏杆处，连续向上、向内冲击 5 次。

（3）重复以上操作步骤若干次，直到异物脱出。

2. 互救式腹部冲击法

互救式腹部冲击法包括立位腹部冲击法和仰卧式腹部冲击法两种，前者适用于病人意识清醒时，后者适用于病人意识不清、不能站立配合时。

（1）立位腹部冲击法如图 2.2 所示。

① 施救者站在病人的背后，双臂环绕病人腰部，嘱病人弯腰、头部前倾。

② 一手握空心拳，并将拇指侧顶住病人腹部正中线、脐上方两横指、剑突下处。

③ 另一手紧握此拳，快速向内、向上冲击5次。

④ 反复有节奏、有力地重复操作若干次。

⑤ 病人应配合施救者，头低张口，以便异物受到气流冲击而吐出。

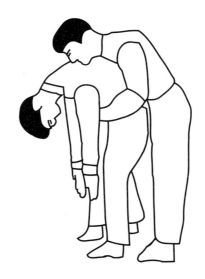

图2.2 立位腹部冲击法

（2）仰卧位腹部冲击法如图2.3所示。

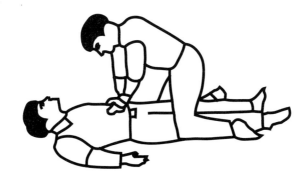

图2.3 仰卧位腹部冲击法

① 将病人置于仰卧位，救护人骑跨在病人两大腿外侧。

② 用一只手的掌根平放其腹部正中线、脐上方两横指处，不要触及剑突，另一手直接放在第一只手背上，两手掌重叠。

③ 两手合力快速向上、向内冲击病人的腹部，连续 5 次，重复操作若干次。

④ 检查口腔，如异物已经被冲出，迅速用手指从口腔一侧钩出。

⑤ 检查呼吸、心跳，如呼吸、心跳停止，应立即行心肺复苏术。

3. 互救式胸部冲击法

互救式胸部冲击法适用于不宜采取腹部冲击法的病人，如妊娠后期或肥胖者等病人。它包括立位胸部冲击法和仰卧位胸部冲击法。

（1）立位胸部冲击法。适用于意识清醒的病人。

① 施救者站在病人的背后，两臂从病人腋窝下环绕其胸部。

② 一手握空心拳，将拇指侧置于病人胸骨中部，注意避开肋骨缘与剑突。

③ 另一只手紧握此拳向内、向上冲击 5 次。

④ 重复以上操作若干次，检查异物是否排出。

（2）仰卧位胸部冲击法适用于意识不清的病人。

① 救护人将病人放置于仰卧位，并骑跨在病人两大腿外侧。

② 胸部冲击手的定位与胸外心脏按压部位相同。

③ 两手的掌根重叠，快速冲击 5 次，每次冲击的间隔要清楚。

④ 重复以上操作若干次，检查异物是否排出。

⑤ 检查呼吸、心跳，如呼吸心跳停止，应立即行心肺复苏术。

第三节　妊娠旅客紧急医学事件

机上妊娠旅客紧急医学事件处置主要是指机上流产和分娩的处置。由于常常发生机上"意外生产"，美国和日本等国的法规要求机上必须配备接生包，我国局方目前没有此要求。

一、机上流产

妊娠不足 28 周、胎儿体重不足 1 kg 而终止者称为流产。在飞行过程中发生的流产称为机上流产，多发生在妊娠 12 周之内，属于早期自然流产。

（一）临床表现

（1）阵发性腹部疼痛。
（2）阴道流血。
（3）休克。一般见于大量出血的流产乘客。

（二）机上急救要点

首先通知其他乘务员准备急救，并广播寻找医生乘客，同时报告机长，与地面取得联系，做好抢救准备。再按下面步骤一步一步地进行。

（1）将妊娠旅客的座位调整到出口附近，以便于飞机着陆后医务人员进行处置；同时将相邻座位的乘客调到其他位子，并尽量用帘子将孕妇与其他座位隔开。

（2）尽可能让妊娠旅客躺下，用垫子将其下肢垫高，以防止休克发生，并注意保暖。

（3）询问妊娠旅客的姓名、年龄、妊娠情况，并进行必要的安慰和鼓励，消除其紧张、焦虑情绪。

（4）检查呼吸、脉搏、血压等生命体征。

（5）准备大量的热水、垫布、敷料和卫生纸。

（6）如果疼痛明显，可以使用一些止痛剂，如扑热息痛片等。

（7）将排出的妊娠物收集在塑料袋或容器内，以备医务人员检查，判断病情。

（8）着陆后与前来接诊的医务人员办好交接手续。

二、机上分娩

妊娠满 28 周及以后的胎儿及其附属物,从临产发作至从母体全部娩出的过程,称为分娩。在飞行过程中发生的分娩称为机上分娩。

在介绍机上分娩的处置方法之前,我们首先强调空中乘务员必须牢记的是:生产不是疾病,而是正常的生理现象。事实上,绝大多数婴儿都是自然降生的,是不需要任何干预的。所以,对于飞机上发生的孕妇意外生产,作为非医务人员的空中乘务员大可不必惊慌失措,你们所要做的仅仅是让分娩能顺其自然就足够了。

临床上将 28～37 周分娩的叫作"早产",37～42 周分娩的叫作"足月产",42 周以后分娩的叫作"过期产"。

(一)影响分娩的四大因素

(1)产力:将胎儿及其附属物从子宫内逼出的力量称为产力。

(2)产道:是胎儿娩出的通道,分为骨产道与软产道。

(3)胎儿:胎儿能否顺利娩出,除产力、产道外,还取决于胎儿的大小、胎位以及有无畸形。

(4)精神因素:精神因素也是分娩顺利与否的影响因素之一。

(二)分娩的临床表现

(1)腰部和腹部疼痛。

(2)尿频。

(3)阴道出血。

(三)分娩前的准备

与机上流产的准备一样,首先通知其他乘务员准备急救,并广播寻找医生乘客,同时报告机长,与地面取得联系,做好抢救准备。

1. 产妇的准备

（1）将产妇的座位调整到飞机出口附近，以便于飞机着陆后医务人员进行处置；同时将相邻座位的乘客调到其他位子，使产妇拥有尽可能宽松、舒适的环境。

（2）给产妇饮用少量的水。

（3）在宫口未开全之前，告诉产妇不要用力，以避免软组织损伤。

（4）不允许产妇上卫生间。

（5）给予产妇精神安慰，与她待在一起并给予她信心。

2. 产妇信息收集

乘务员应该获得以下信息：

（1）产妇的姓名和年龄。

（2）是第几胎。

（3）预产期的具体时间。

（4）腹部疼痛的持续时间与间隔时间。

（5）羊水是否已破。

3. 接生用品的准备

（1）几壶烧开过的热水，用来清洗产妇和婴儿。

（2）装废弃物和胎盘用的容器或污物桶 2~3 个。

（3）消毒纱布 1 块（在急救箱内），用来敷包打结并剪断的脐带残端。

（4）剪刀 1 把（在急救箱内），放在水中煮沸消毒约 10 分钟，用于剪断胎儿脐带。

（5）脐带夹。在应急医疗箱内。

（6）干净的塑料床单 1 张，用来保护座位不被弄脏。

（7）消毒手套 1~2 副（在急救箱内），接生时用。

（8）毯子 1 条，用来包裹婴儿。

4. 乘务员的准备

（1）确定参加接生的乘务员，患有感冒或手与其他部位感染者不得参加。

（2）剪去过长的指甲，并用肥皂彻底清洗手和前臂。

（3）将洗净的手晾干，戴上消毒手套，不要再接触未经消毒的东西，以便接触产道和婴儿。

（四）分娩的处置

分娩通常包括以下三个阶段：

1. 子宫颈扩大阶段

本阶段所需的时间有非常大的个体差异，对于第一胎产妇来说可能需要 12 个小时以上（也有较短的），但对于非第一胎的产妇来说，则可能只需要 1~2 个小时甚至更短。

（1）临床表现：

① 腰部和腹部有规律地疼痛，这预示着生产的开始，紧接着会出现腹部痉挛式的疼痛，且疼痛的频率逐渐加快，强度逐渐增强。

② 阴道出血，有时可能仅仅只有几滴，说明胎膜已破，需要立即进行处置。

（2）机上处置要点：

① 用帘子将产妇与舱内其他乘客隔开。

② 在地板上放置一便盆，让产妇小便。

③ 先铺上一块干净的塑料床单，再垫上毛巾或毯子，让产妇躺下，在她的臀部垫上折叠的毛毯；让产妇头肩靠在枕头上，脱光下身，双腿分开，双膝弯曲，双脚平放。

④ 用干净吸水的纸巾垫在产妇臀部周围，并给她上半身盖上毛毯保暖。

⑤ 由手经过消毒的乘务员来对产妇的会阴部进行消毒。先用肥皂温开水洗干净，然后用皮肤消毒液（在急救箱和应急医疗箱内）进行消毒。

⑥ 保持舱内的安静，并安慰产妇。

2. 胎儿娩出阶段

胎儿在该阶段经过骨盆从阴道娩出。对于头胎产妇来说，此阶段大约需要 1 个小时，而对于非头胎的产妇来说，需要的时间就要短得多。

（1）临床表现：

① 腹痛的频率加快，每隔 2~3 分钟就要疼痛一次；腹痛的程度加重；每次腹痛的时间延长，并伴有一种越来越强的要生下的感觉。

② 会阴开始肿胀，在每次收缩时，都可以看到阴道内胎儿的头皮，预示即将分娩。

（2）机上处置要点：

接产者站在产妇的右侧，并注意保护会阴，方法如下：

① 当胎儿的头部出现在阴道口时，要将它托住，并且在以后每次收缩时都要将它托住，因为只有通过反复的收缩才能将胎儿挤出产道，期间它还要缩回去。为了避免将头弄脏，可用干净纱布将产妇的肛门盖住，并且在头部缩回去之前，将肛门上的脏物擦干净。

② 在两次收缩之间，告诉产妇停止向下使劲，并张开嘴做深呼吸，等下次收缩来临时再继续用劲。当婴儿的头出来时，将它稳住，不要让它出来得太快。

③ 当胎儿的头将转向一侧时，还应继续托住它，并把头放低，直到肩膀最上部出现在产道口时，再抬高头，使下肩娩出来。

④ 当躯体出来时，将新生儿托出产道。

⑤ 将新生儿放在产妇的两腿之间，因为这时新生儿仍有脐带与母体相连。用拭纸将新生儿的口腔清理干净，等待第一声啼哭。如新生儿没有啼哭或没有呼吸，则应立即做呼吸循环的复苏。

⑥ 用毯子将新生儿包好，放在一边。

3. 胎盘和脐带娩出阶段

（1）临床表现：

① 胎盘从子宫壁分离。

② 分娩后 10～30 分钟，产妇仍有轻微的收缩感觉和腹部疼痛。

（2）胎盘的处置：

① 产妇继续躺着，两腿像分娩时那样分开，一旦她感觉胎盘将出来时，令其使劲。此时，不能用拉拽脐带的方法来帮助胎盘的剥离。

② 将胎盘和与之相连的胎膜装入塑料袋，留给医生和助产士检查。

③ 将产妇身子擦干净，垫上干净的卫生巾，嘱其休息。

（3）脐带处置：

胎盘与新生儿通过脐带连在一起，在分娩后约 10 分钟，脐带停止搏动。这时，将脐带夹套入脐带，在距离脐轮 0.5 cm 处夹紧，用灭菌剪在距脐带夹 0.5 cm 处剪断脐带，断面进行消毒，以无菌纱布包扎。

（五）胎儿娩出后的观察

不要以为胎儿娩出后就万事大吉了，此时还要注意观察是否有产后出血。

产出胎盘始终伴随着一些子宫流血，因此在产妇身上放置一块卫生巾或卫生纸；在不进行挤压的情况下，让产妇把腿放低，并合拢在一起，将脚垫高；轻柔地按摩产妇的子宫顶部，以帮助子宫收缩，减少流血。着陆后及时交由医务人员处置。乘务员要详细记录处置经过，并按各公司的相关要求填写记录单。

在整个分娩过程中和在产后始终保持与产妇身体上的接触是给产妇提供感情上的支持的有效方法。

第四节　呼吸、心跳停止

一、机上心肺复苏的重要性

进入 21 世纪，随着人们生活质量的普遍提高，为减轻舟车劳顿，出远门时，更多的人选择了搭乘飞机。在享受这种安全、快捷、舒适的交通服务时，多数乘客不太清楚，高空座舱环境与人们习惯了的地面环境的差异可能会导致其身体不适，甚至有突发疾病的风险。高空飞行时，客舱内氧气浓度比地面低 1/4 左右，气压的偏低、空气相对干燥、噪声、震动等因素，可使不少患者原有的疾病加重，也可诱发少数貌似正常的人一些较严重的疾病。

2011 年 9 月 5 日，从西安飞往上海的 FM9204 航班在接近目的地上空时，乘务长发现一名 60 岁左右的女乘客突然面朝下倒在座位旁，双手冰凉，心跳、呼吸停止，立即与旁边乘客一起抬她仰卧于过道上，马上抢救，同时乘务员广播寻找医生乘客。在实施有效的胸外按压一分钟后，女乘客情况稍微好转，机上医生乘客马上给她舌下含一片硝酸甘油片，继续实施胸外按压，同时乘务员提来氧气瓶给她输氧，一刻钟后，虽然女乘客心跳、呼吸不太稳定，但终于苏醒。机长得知客舱里的紧急情况后，马上通知虹桥机场空管人员，要求优先降落。飞机一落地，等候在停机坪的医务人员用担架将患者抬上救护车，火速送往医院抢救。最终，这位平时体健的妇女在这场空地急救的接力赛中，幸运地逃脱死神之手。

其实，因为在飞行途中受多种因素的制约，航班上类似的乘客，更多的是虽经大家尽力抢救却回天乏术。2012 年 6 月 27 日，在一架由杭州萧山飞往北京的 FM9151 次航班上，宁波的张先生突然出现心脏骤停，昏倒在座位上。乘务员们马上将他抬到机舱过道间进行心肺复苏，并迅速给氧，同时广播寻找到一位中医乘客一起参与施救。机长立即与北京首都国际机场联系，请求优先降落。救护车急速开到，救护人员迅速登机，接替继续进行心肺复苏。虽经多方努力抢救，但最终张先生还是在送往医院的途中不幸死亡。

鉴于时有的空中突发呼吸、心跳停止事件，机组人员了解并掌握现场心肺复苏的基本技能，启动和参与空地急救链，是非常重要和必需的。因此，《公共航空运输承运人运行合格审定规则》（121 部）对机组人员有心肺复苏等急救知识和技能的要求。以 CPR 为核心的一系列急救知识，能有效提高机组人员客舱服务水平，最大限度降低机上突发医疗事件对乘客生命安全的威胁，以及尽可能减少由此给航空公司带来的意外经济损失。掌握 CPR 基本知识，也能第一时间正确启动和参与日常生活中心脏骤停事件的现场急救，为后续参与急救的医务人员提供宝贵的时间。

二、心脏骤停与心脏猝死

心脏骤停是指各种原因导致的心脏突然停止跳动，有效泵血功能消失，引起全身严重的缺血、缺氧。心脏骤停后往往很快伴随呼吸的骤停。

心脏骤停 88% 是由心室颤动（室颤）等恶性心律失常引起的。正常情况下心室肌纤维按 60～100 次/分钟的节律收缩，随着每次有力的收缩将足量的血液泵到全身。而心室颤动时，患者心室肌纤维收缩的频率可达 250～600 次/分钟，此时由于频率过快，心室收缩的幅度非常有限，几乎无法将血液泵出心脏。如果室颤期间采取有效的 CPR 和电除颤，心跳有可能恢复正常节律。否则，就会出现心脏猝死。心脏猝死中约 80% 由冠心病及其并发症引起，而这些冠心病患者中约 75%有心肌梗死病史。在飞行途中，由于相对缺氧等不利因素，易诱发心脑血管事件，甚至平时貌似正常的隐匿型冠心病患者也有突发心脏骤停的可能。

（一）心脏骤停的原因

（1）心脏病：发生在严重心律失常的基础上，尤其是冠心病的急性心肌梗塞和急性心肌炎。

（2）意外事件：电击伤、严重创伤、溺水和窒息等。

（3）麻醉和手术中的意外。

（4）电解质紊乱：高血钾症、低血钾症、严重的酸中毒都可导致心脏骤停。

（5）药物中毒：如洋地黄、奎尼丁、灭虫宁等药物中毒都可引起心脏骤停。

在航班上，绝大多数心脏骤停事件是由成人的冠心病和其他心血管疾病所致，偶见儿童心脏骤停，多因进食果冻之类的食物引起的呼吸道异物梗阻所致。

（二）心脏骤停后的主要生理改变

正常体温时，如果脑血流被阻断，10 秒后脑氧储备耗尽，20～30 秒后脑电活动消失，4 分钟后脑内葡萄糖耗尽，糖无氧代谢停止，5 分钟后脑内三磷酸腺苷（ATP）枯竭，能量代谢完全停止，4～6 分钟后脑神经元发生不可逆的病理改变。缺氧的耐受力不同，大脑为 4～6 分钟，小脑为 0～15 分钟，延髓为 20～30 分钟，脊髓为 45 分钟，交感神经节为 60 分钟。心肌和肾小管细胞不可逆的缺氧损伤阈值约为 30 分钟。肝细胞可支持缺氧状态 1～2 h。由于氧可以从肺泡弥散至肺循环血液中，所以肺组织能维持长达十几个小时的代谢。

心脏骤停后，循环停止，如立即采取 CPR，使组织灌流量能维持在正常血供的 25%～30%，大多数组织细胞和器官，包括神经细胞均能通过低氧葡萄糖分解，获得最低需要量的 ATP，此时，心脏恢复正常心率的可能性很大，脑功能暂时不会受到永久性损伤。

如果没得到及时有效的抢救，心脏骤停将演变成心脏猝死。心脏猝死是指由于心脏原因引起的突然死亡。心脏猝死与心脏骤停的区别在于前者是生物学功能的不可逆转的停止，而后者通过紧急治疗有逆转的可能性。

（三）心脏骤停的临床表现

心脏骤停是临床死亡的标志，其主要表现如下：

（1）意识突然丧失，常伴有短暂抽搐。

（2）心音消失，颈、股动脉搏动消失。

（3）呼吸断续，呈叹息样，最终停止。

（4）皮肤苍白或口唇发绀，伴随出汗。

（5）全身肌无力，出现体位的突然变化。

（四）心跳、呼吸停止的判断

在飞行途中，由于噪声和震动等因素，有时要快速准确地判断一个人心跳、呼吸停止是比较困难的，我们可从以下几个方面入手：

（1）确定意识丧失：大声呼喊、用力拍打或摇动患者无应答。

（2）确定脉搏消失：主要触摸颈动脉，不能摸到动脉搏动。

（3）确定呼吸停止：观察胸腹部无起伏，感觉鼻孔无气体呼出。

（4）面色灰白、口唇发绀，头面部和手心明显出汗。

（5）瞳孔散大，全身无力。

（6）强刺激无反应：刺激眶上神经或用指甲用力刺激患者皮肤无反应。

以上六个方面我们不一定从头到尾都检查一遍，《AHA2010心肺复苏指南》要求，假如成年患者无反应、没有呼吸或呼吸不正常（即只有喘息），就可以立即采取复苏措施。判断心跳、呼吸停止的时间，最好不超过10秒，以免耽误宝贵的抢救先机。即使判断失误，患者心跳、呼吸没有真正停止而实施CPR，也无大碍，不会造成明显的伤害。

（五）心脏骤停的转归

心脏骤停后，患者能否复苏和复苏后的恢复程度，取决于CPR五个环节是否完善、每一环节抢救措施的及时性和准确性、各环节连接的顺畅性、患者病情的危重程度以及身体素质等因素。心脏骤停后，大多数人会死去，活下来的人中仅有不足1/3的人能完全恢复正常。据国内临床报道，心跳、呼吸停止后5分钟内实施心肺复苏，复苏成功率为37.5%；5~8分钟内复苏成功率为20.7%；超过8分钟者，无1例复苏成功。心脏骤停的转归按照概率大小排序，一般如下：

（1）脑死亡：发现较晚，错过最佳抢救时间或发病危重，缺氧、缺血很严重，脑组织细胞广泛坏死，虽经积极抢救，还是跌入不可逆转的生物学死亡的深渊。

（2）植物人：多见于急救条件不完善，此时大脑皮质几乎彻底损伤，但生命中枢受损不重，有自主呼吸、心跳，能被动进食，有消化和无意识排泄，不能说话，无有目的的自主活动。

（3）重度脑功能不全：大脑皮质没完全毁损，患者出现严重的脑功能障碍，生活不能自理。

（4）中度脑功能不全：多见于急救某个环节不及时或五个环节连接不太顺畅，大脑皮质部分细胞受到一定程度损伤。

（5）肾功衰：缺血、缺氧导致肾小球及肾实质的广泛损害。

（6）痊愈：只占较小的比例。发现早、及时启动 CPR 急救系统、各环节抢救措施及时有效、各环节之间衔接快速流畅、患者无影响 CPR 急救的其他潜在疾病、身体素质较好，以上所有因素必须全部具备，缺一不可。

三、机上心肺复苏

（一）心肺复苏的历史和现状

1960 年以前，对心跳、呼吸停止患者的抢救，还仅仅停留在对呼吸的急救上，效果很差。1960 年，Kowenhoven 医生发现，通过持续的胸外心脏按压制造被动的血液循环，结合口对口吹气，能有效提高这类患者抢救的成功率。

1966 年，Zoll 提出的电击除颤与胸外心脏按压和口对口吹气，构成了现代心肺复苏的三大要素，提高了复苏率。同年，美国国家红十字会建立了 CPR 的标准训练课程，美国心脏协会（American Heart Association，AHA）也首次发布 CPR 与心血管急救（ECC）指南，随后每 5 年一次，由国际复苏专家对所有复苏领域最新发表的论文和已完成的研究项目进行回顾、评价和讨论，达成一致意见后形成正式的 CPR

与 ECC 指南。在随后的 20 年中，美国逐渐对国内几乎所有的医务人员、警察、消防人员及其他应急急救人员实行标准化培训，从 20 世纪 90 年代开始，要求乘务员必须掌握 CPR 技能。AHA 与红十字会合作，免费将 CPR 急救技术推向社会大众，极大地提高了能在第一时间参与心肺复苏急救者的基数。21 世纪初，随着自动体外除颤器（AED）的逐步完善和越来越多地在急救现场中使用，心肺复苏成功率明显提高，以美国为代表的发达国家，将 AED 标配于救护车、警车、消防车、民航客机、体育场、合法赌场、证券交易厅和大型超市等公共场所，成功地构筑了复苏医学院外急救的又一个重要链环。到 2008 年，美国近 20%的人懂得心肺复苏知识，可参与 CPR 的现场急救，加上本来很成熟的医疗急救体系，每年使成千上万的心脏骤停患者在较完善的急救生存链中起死回生。

2005 年，AHA 制定的心肺复苏标准为：开放气道→口对口吹气→胸外心脏按压，即 A→B→C 模式。该标准通过国际红十字会在全球推广。2010 年，AHA 又将标准修订为：胸外心脏按压→开放气道→口对口吹气，即 C→A→B 模式。此次修订强调了胸外心脏按压的优先性和持续性。

CPR 是指一系列提高心脏骤停后生存机会的救命动作，这些动作包括：立即识别心脏骤停并启动急救系统，着重胸外按压的早期 CPR，快速除颤，有效的高级生命支持，综合的心脏骤停后治疗。以上五个动作有机地串接起来就构成了一个心肺复苏急救生存链，如图 2.4 所示。在这个链中，只有及早发现并立即启动复苏各急救环节、及时有效地进行现场施救、快速流畅地衔接各环节、高度协调地指挥，才有可能将心脏骤停患者从死亡边缘拉回来。任何一个环节薄弱都会使心肺脑复苏效果大打折扣。前三个环节是在医院外完成的，也是机组人员在客舱里所能做的工作。

图 2.4　心肺复苏急救生存链

（二）机上心肺复苏的特点

与地面心肺复苏相比，在飞行途中进行的心肺复苏有以下特点：

（1）客舱相对缺氧的环境对心肺复苏的成功率有一定的影响。

（2）从空中到地面急救衔接的顺畅性和及时性存在不确定性。

（3）机上突发心脏骤停，往往能及早发现，可迅速启动急救各环节。

（4）客舱机组人员都经过CPR现场急救培训，通过平时的演练，分工和责任相对明确。

（5）机载AED和氧气瓶，可以很快投入使用。

以上特点表明机上心肺复苏相对地面而言有其优势，但目前还没有翔实的资料来证明机上心肺复苏的成功率比地面的高。

（三）机组成员参与CPR的分工与合作

空勤学生在机上CPR培训以及机组人员在CPR复训期间，应该明确分工，将有限的人员合理分配到CPR的各环节，以避免现场急救的盲目性，提高抢救效率。

（1）机上CPR推荐采用"双人抢救、多人轮换"的模式。具体为急救员甲和丙负责轮流做胸外心脏按压，急救员乙负责保持气道通畅和输氧，乘务长负责电除颤。

（2）机上CPR由乘务长负责指挥和协调，并负责向驾驶舱汇报情况。急救员甲和丙最好由男同事担任，两位急救员互相观察和提醒，确保按压的准确性。其他乘务员负责疏散乘客，快速取来除颤器、氧气瓶、急救箱和应急医疗箱，广播寻找医生乘客和安抚航班其他乘客，并随时准备接替体力下降的急救员。如果客舱里没有男同事或乘务员数量不足，且距离迫降机场较远，乘务长可以动员健壮的男乘客边看边学，现场培训替补队员。每分钟超过100次的胸外按压，对任何人的体能都是一个极大的挑战，要保持长时间连续高质量的按压，必须使用轮换战术。

（3）驾驶舱内机组人员，原则上不进入客舱参与急救。飞行员得知客舱有呼吸心跳停止乘客后，应马上联系空管中心，汇报机上的紧急情况，要求就近迫降或优先降落。得到同意后，立即改变飞行姿态，下降飞行高度，同时，向前方机场报告机上急救事件，启动地面 CPR 急救系统。

（四）CPR 操作技术

1. 胸外心脏按压（closed chest cardiac compression，C）

（1）胸外心脏按压的方法：

如图 2.5 ~ 2.7 所示，将患者头朝向机头（飞机下降时更多的血液灌注脑部）抬到过道上，保持仰卧位，让其胸部正好对着前后两排座椅空隙之间。急救员甲进入空隙，双腿大致与肩等宽，靠近患者跪于一侧（根据自己的习惯，左右侧都可以）。如果在患者右侧，伸出左手，掌心向下，左手掌根平放于患者胸骨中下 1/3 处（男性在胸骨与两乳头连线交点处，女性在剑突上 4 ~ 5 cm），左手指尽量上翘，右手掌重叠于左手背上，右手指抓住左手掌，双手共同用力。双肘关节一直保持伸直（将两上臂向内收紧），重心前倾，借助上半身的重量，通过腰腹肌带动，垂直向下发力。胸腔充分回弹后再次向下按压。按压深度：成人超过 5 cm，儿童为 5 cm，婴儿为 3 ~ 4 cm。按压频率：每分钟不低于 100 次。

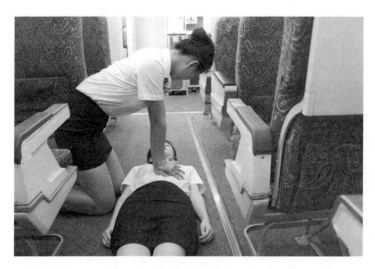

图 2.5　胸外心脏按压（1）

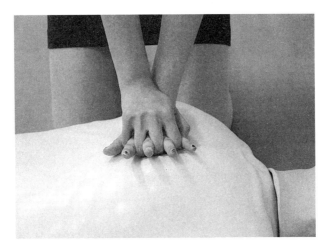

图 2.6　胸外心脏按压（2）

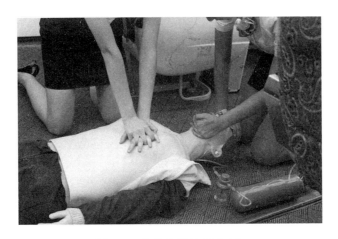

图 2.7　胸外心脏按压（3）

（2）胸外心脏按压的注意事项：

① 迅速在患者座位旁的过道上就地施救，不要追求更宽敞的抢救空间而将患者抬到更远的地方，以免耽误时间，错失宝贵的抢救时机。

② 心脏骤停的患者往往出汗较多，皮肤湿滑，为确保按压位置固定，可在按压部位垫一张干的小方巾，防止手滑。每次发力后，手不要离开按压部位，接替按压的急救员要注意观察正在按压的急救员，如发现手离开了标准位置，及时提醒，迅速纠正，避免造成胸肋关节脱臼或肋骨骨折。

③ 按压频率以 100~120 次/分钟为宜，尽可能均匀，不能时快时慢，

应注意合理分配体能。

④ 胸腔的回弹（使血液回流心脏）与按压（心脏射出血液）同等重要，要等充分回弹后才能做下一个按压动作。连续按压，要保持动作的协调和稳定，才能形成良好的被动血液循环，为最后的成功复苏奠定坚实的基础。

⑤ 为确保按压质量的持续稳定，每5分钟急救员甲和丙轮换一次，按压中断时间尽量短暂，最好不超过3秒钟。

2. 保持气道通畅（maintain airway patency，A）

在持续胸外按压的同时，急救员乙跪于患者头部，迅速解开患者衣领、领带、围巾等，并将其头偏向一侧，用食指快速探查口腔，将异物、食物或义齿取出来（如果是小孩因食物梗塞呼吸道导致的心脏骤停，应先取出气管异物再做胸外心脏按压），再将其面朝上，一只手按压额部，另一只手托起下颌，尽量使其嘴张开，头部充分后仰，保持呼吸道通畅，如图2.8所示。如发现口鼻有分泌物或食物溢出，马上用毛巾擦干净，预防异物坠入气管。每10分钟急救员乙轮换一次。

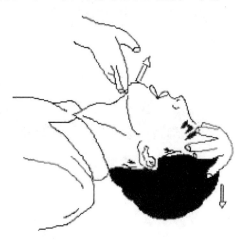

图2.8　保持气道通畅

3. 人工呼吸（artificial breathing，B）

人工呼吸就是在病人呼吸停止后，用人工的方法帮助病人进行呼吸活动，达到气体交换的目的。人工呼吸对挽救病人的生命有举足轻重的作用，因为即使心跳恢复了，呼吸不恢复，心跳也不能持久。

人工呼吸有多种方法，最常用的方法就是口对口人工呼吸法，该方法是紧急供氧简便而有效的方法，适用于患者口能张开者。

具体操作步骤：

（1）施救者用按住患者前额一手的拇指和食指捏闭患者的鼻孔。

（2）施救者深吸一口气，用口唇把患者的口全罩住，呈密封状，如图2.9（a）所示。

（3）先缓慢而持续地向病人的口中吹气，持续2秒钟以上，直至患者胸部上抬，然后再以10～20次/分钟的频率向病人口中吹气。

（4）一次吹气完毕，立即与患者的口部脱离，观察患者的胸部运动；施救者吸入新鲜空气，以便做下一次人工呼吸，同时立即松开捏患者鼻孔的手，以便患者呼气，此时患者的胸部向下塌陷，有气流从口鼻排出，如图2.9（b）所示。

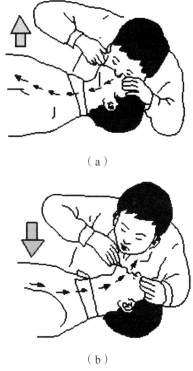

（a）

（b）

图2.9　口对口人工呼吸

吹气量的大小依病人的具体情况而定，一般以吹气后胸廓略有起伏为宜，每次吹气量为 700 ~ 1 000 ml，吹气时要暂停按压胸部。

口对口吹气应连续进行，直至病人恢复自主呼吸，或确诊已死亡。如果施救者确实不愿意与病人做直接的口对口人工呼吸，也可应用单向活瓣嘴对嘴复苏面罩（在机上急救箱内）来代替直接口对口人工呼吸。

在进行人工呼吸时，为了限制舌后坠，维持气道开放，可使用口咽气道（在机上应急医疗箱内，如图 2.10 所示）。

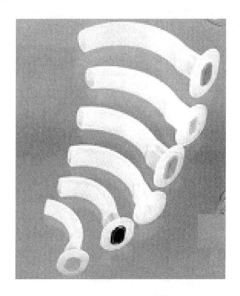

图 2.10　口咽气道

值得强调的是，对所有呼吸停止的昏迷病人都应毫不犹豫地进行口对口人工呼吸，这里并不提倡我们的乘务人员浪费时间去寻找机械通气设备。

4. 自动体外除颤器（Automated External Defibrillator，AED）

（1）自动体外除颤器的使用方法：

在急救员做 CPR 的同时，其他乘务员应当快速将机上配备的 AED（如图 2.11 所示）取来备用。在尽量不中断胸外心脏按压的情况下，乘务长暴露好患者上半身，用酒精棉球擦干净粘贴电极的两个部位，撕开两个电极板上的薄膜，将前电极板贴于右胸前上部，外侧电极板贴于左胸外侧下部，如图 2.12 所示。暂时停止胸外心脏按压，所有人脱离患者，打开 AED 开关，进入自动心电分析，如果分析结果为需要除颤，AED 会发出提示音。乘务长再次确认无人接触患者后，按下电击按钮，放电除颤。除颤完毕，急救员甲和乙迅速就位继续抢救，乘务长取下电极板。

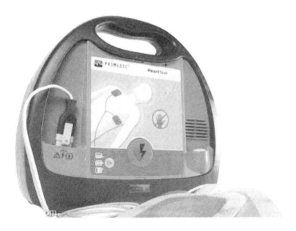

图 2.11　自动体外除颤器

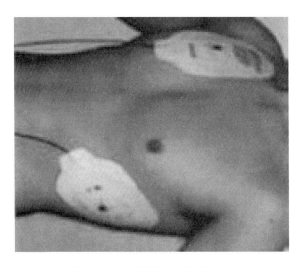

图 2.12　除颤器电极粘贴部位

（2）使用自动体外除颤器的注意事项：

①　尽可能早地使用 AED，最好在发病后 3 分钟之内使用。除颤拖延 1 分钟，存活率降低 7%～10%，超过 10 分钟再除颤，存活率仅为 2%～5%。

②　首次除颤电击剂量为 2 焦耳/公斤体重，再次除颤不超过 4 焦耳/

公斤体重。

③ 除颤期间，尽可能缩短胸外心脏按压中断时间，因为越来越多的证据表明，即便是短暂的 CPR 中断也是非常有害的。

④ 临床研究结果表明，与三次电击方案相比，单次电击除颤方案存活率更高。因为反复除颤有造成心肌电损伤的风险，反而不利于复苏，所以机上体外除颤原则上只做一次。如果有医生乘客在场，需要第二次除颤，由医生决定。

⑤ 胸腔内植入心脏起搏器或复律除颤器的患者禁用 AED。

四、机上死亡事件的处置

机上死亡事件时有发生，其处置程序如下：

（一）有医生在场时

（1）请医生帮助确定是否死亡。如已经死亡，应及时填写紧急医学事件报告单，一式三份，由证明人、乘客医生和乘务长在相应位置分别签名。由于紧急医学事件报告单上没有设计死亡相关信息记录栏，可请医生乘客将抢救经过及死亡信息记录在报告单下方空白处或另附纸张记录，并签名。

（2）按照机长（或医生）指令搬移尸体。机长详细向地面报告机上所发生的情况。

（3）飞机到站后，将紧急医学事件报告单（附死亡信息）一份交机场有关部门，一份交医生乘客，一份交乘务主管部门。

（二）没有医生在场时

（1）及时报告机长，由机长通知前方到达站做好危重病人抢救的准备工作。

（2）按要求填写紧急医学事件报告单。

（3）尽力安抚和帮助"死者"的亲友。

（4）继续抢救病人。

第三章

飞机运行导致的紧急医学事件

第一节　航空环境导致的紧急医学事件

一、晕　机

晕机是飞机运行过程中最常见的一种医学事件。

（一）临床表现

（1）头晕。

（2）面色苍白、出冷汗。

（3）恶心，为晕机时的主要症状，严重时可能出现呕吐。

（二）机上处理要点

（1）首先给乘客准备一个干净的清洁袋，供呕吐时使用。

（2）尽可能把乘客调整到距发动机较远而又靠近窗户的座位，以便减少噪声和扩大视野。

（3）打开通风器，使空气流通。

（4）帮助乘客把座椅调整到舒适位，并告诉乘客尽量让头部保持固定位置不动，闭目休息，同时做深呼吸。

（5）防止条件反射。如果邻近座位的旅客呕吐或将要呕吐，应避开视线。

二、耳　痛

在飞机下降过程中，由于客舱压力的变化，再加上乘客患有感冒或鼻部炎症等，或者乘客睡觉，则可能出现耳痛的情况。耳痛为航空性中耳炎的主要症状之一，飞行中客舱压力的变化加上咽鼓管不通畅导致中耳内、外气压差是出现航空性中耳炎的原因。

（一）临床表现

（1）耳部疼痛、听力下降和耳鸣。

（2）有时出现眩晕。

（二）机上处理要点

（1）在飞机下降过程中，让乘客做吞咽动作，可以平衡中耳内、外的气压。

（2）当出现耳部不适时，教会乘客捏住鼻子、闭上嘴，用力将肺内气体呼到口鼻咽腔内（捏鼻子鼓气），这样就可以开通耳咽管，平衡中耳内、外气体的压力。

（3）单独使用以上方法效果不好时，可以在做吞咽动作的同时做捏鼻子鼓气动作。

（4）如乘客有鼻炎或感冒时，可先滴用鼻黏膜收缩剂，然后进行上述平衡气压的动作。

（5）对已有严重症状而通过以上方法处理效果不好者，应建议其下机后及时去耳鼻喉科就医。

三、腹　痛

腹痛可以较轻,如高空飞行时胃肠道内存在的气体膨胀引起的腹痛,只需做常规安抚处理;也可以很重,如急腹症,需要及时送往医院进行急救。

(一)胃肠胀气引起的腹痛

1. 临床表现

不伴其他症状的单纯的、较轻的腹部绞痛。

2. 机上处理要点

(1)让患者起来走动。
(2)禁饮能产气的饮料,如啤酒、汽水等。
(3)鼓励患者乘客尽量把气体排出,如排空大便等。

(二)急腹症

对于机上出现的严重腹痛,鉴别是不是需要急诊手术的急腹症,是乘务人员首先要做的事。

1. 临床表现

(1)持续的、严重的腹痛。
(2)有固定的压痛点。
(3)常常有腹肌的紧张,如果用手触诊腹部有如板状(医学上叫作"板状腹")。
(4)常常有便秘,或伴有发热等。

2. 机上处理要点

(1)让旅客保持在自己认为最舒适的体位,安静休息。

（2）禁食、禁饮。

（3）广播寻找医生乘客，观察并记录病情变化。

（4）及时报告机长，与地面取得联系。有时可能需要改变飞行航线，作计划外的降落。

（三）伴有发热、恶心、呕吐及腹泻的腹痛

当机上乘客出现伴有发热、恶心、呕吐及腹泻的腹痛时，应按可疑胃肠道传染病进行处理。具体处理要点为：

（1）座位隔离。

（2）参照卫生防疫包的使用程序，单独收集病人接触过的物品，密封交防疫部门。

（3）限制腹泻病人只使用其使用过的厕所，其他旅客使用另外的厕所。

（4）及时报告机长，向有关部门汇报。

四、过度换气

紧张、焦虑或晕机常常会使机上乘客不由自主地加深、加快呼吸，叫作过度换气。深而快的呼吸会导致二氧化碳的过度呼出，并引起呼吸性碱中毒。

（一）临床表现

（1）乘客表现出紧张、焦虑的情绪。

（2）明显的呼吸频率过快和呼吸深度过深。

（3）头昏、视物模糊，手、脚、嘴唇的麻木和刺痛感。

（4）肌肉僵硬痉挛，不能保持平衡，甚至昏迷。

（二）处理要点

（1）安慰患者，向患者解释出现以上症状是呼吸过深、过快的结果，

并告诉其控制呼吸的方法（减慢呼吸并不时屏气）。

（2）让患者罩着一个大袋子缓慢呼吸，或用一个未接通氧气瓶的面罩呼吸。

第二节　机上意外受伤

人体遭受的外伤不仅见于交通事故、体育运动和日常生活里，在飞行活动中也时有发生。民用飞机虽然是最安全的交通工具，但资料表明全球每年仍有上千起机上意外受伤事件发生。

飞机无论是在起飞阶段发生机械故障或意外，还是在降落时起落架放下失灵，都可能对机上人员造成外伤。2008 年 5 月 11 日，一架由北京飞往武汉的波音 737 客机在首都机场起飞滑行时，机头部位突然冒烟，辅助动力装置发出火警警报。事发后，机上 130 多名乘客和机组人员紧急疏散，至少两名乘客在疏散中受伤，其中一人因右小腿和左上臂骨折入院。

飞机在对流层飞行时，可能会遭受不规则的强气流袭击，当气流吹袭的方向与飞行方向不完全一致时，可以使机体剧烈颠簸，导致机舱内乘员意外受伤，如发生舱内乘员在过道和洗手间里摔倒、撞伤，未系安全带的乘客顶撞行李架导致头颈部受伤，与机舱壁、餐饮板、座椅脚等处发生碰伤等。2007 年 7 月 6 日，某航空公司一架空客 A330 客机从悉尼飞往广州，13 点左右途经菲律宾上空时，受到不规则气流袭击，发生剧烈颠簸，机上共有 28 名乘客受伤，其中 4 人伤势严重，包括头皮挫裂伤、四肢骨折、急性软组织伤等。机组人员在机上急救的同时，积极与地面取得联系，启动应急预案，飞机按照原来的航线于 17 点 52 分在广州安全着陆，受伤旅客随后被紧急送往医院诊治。2009 年 5 月 9 日，德国汉莎航空公司一架空客 A321 飞机，从慕尼黑飞往葡萄牙首都里斯本，途经阿尔卑斯山脉上空时，遭遇气流袭击，剧烈的颠簸导致包括机组人员在内的 14 人受伤。飞机迫降日内瓦后，伤员被送往医院治疗。

在高空飞行时，飞机的舱体出现意外的裂缝、破裂，或者飞机增压系统发生故障均可导致机舱失压，此时紧急降低飞行高度，除了对机上人员造成突发性的航空性中耳炎和肺部急性减压性损伤外，还不可避免地使人在毫无防备的情况下，发生跌倒、碰撞伤、被物体击伤等。2008年7月25日，澳大利亚一架载有346名乘客和19名机组成员的波音747客机，从香港起飞后，由于一个老化的氧气瓶漏氧气，被老化的线路闪出的火花引燃，燃烧引发的爆炸使右边机翼出现2 m×1.5 m的大洞，在29 000英尺高度突然发生机舱失压现象。机长将高度迅速降至10 000英尺，紧急降落菲律宾马尼拉尼诺伊·阿基诺国际机场。最终，此次事故导致12位乘客意外受伤。

乘务员在客舱里为旅客服务时，因主、客观原因可能对旅客造成烫伤或其他外伤。2010年8月，德国国家足球队后防大将杰·博阿滕在德国队对阵丹麦队的一场友谊赛中膝盖受伤。随后在回程的航班上坐在临近过道的座位上，一位空姐不小心将手推餐饮车撞在了他受伤的膝盖上，导致其伤势加重，使其错过了参加2012年欧锦赛预选赛。

由于法规没有要求飞机上必须配备医务人员，因此空勤人员掌握基本的外伤救治技术，是增强应急能力和提高客舱服务水平的重要职业技能。

一、无菌操作技术

（一）机上无菌操作技术

在飞行途中，机上可能没有通过专业训练的医生乘客，而且没有医院的无菌操作条件，但为了避免受伤乘客继发性感染，我们仍然应该尽可能地遵循无菌操作的原则，按下列步骤进行操作：

（1）选择在周围环境尽可能清洁的地方处理伤口。

（2）在进行伤口处理前，应先戴上口罩、帽子，要求遮住口鼻和全部头发，修剪指甲，洗净并擦干双手，戴好消毒手套。

（3）先用生理盐水或冷开水将伤口冲洗干净，然后用皮肤消毒剂由内向外涂抹伤口周围的皮肤。注意，皮肤消毒剂不得直接接触伤口。

（4）在处理伤口的全过程中，如果不小心污染了已消毒区，应该重新消毒。

（5）处理完伤口后，将脱下的手套、口罩和帽子等装入生物有害物专用垃圾袋。

（二）机上无菌操作的注意事项

（1）在处理伤口时，应该明确物品的无菌区和非无菌区，凡未经过消毒的手、衣物等均不可直接接触已消毒区域或无菌物品。

（2）消毒纱布不可暴露在空气中过久，凡已开封的消毒纱布不能留存到下次使用。

二、创伤止血

血液会因各种创伤而流出循环系统，称为出血。当血液流出体表时，我们叫它外出血，如刀、枪伤所致的出血等；而当血液流入体内腔隙时，我们叫它内出血，如胃出血或脾破裂出血等。由于出血量的大小不同，对人体的影响也不一样。当出血量为总血量的 20%（800～1 000 ml）时，会出现头晕、脉搏增快、血压下降、出冷汗、肤色苍白或青紫、少尿等症状；如出血量达总血量的 40%（1 600～2 000 ml）时，就会有生命危险。

依据受伤血管种类的不同，出血可以分为动脉出血、静脉出血和毛细血管出血三种。

动脉出血：由于动脉血管内血液的压力较高，所以出血时呈泉涌、搏动性，尤其是大的动脉血管破裂，血液呈喷射状，颜色鲜红，常在短时间内造成大量失血，容易引起生命危险。

静脉出血：由于静脉血管内血液的压力较低，所以出血时缓缓不断地外流，呈紫红色。如大静脉出血，往往受呼吸运动的影响，吸气时流出较缓，呼气时流出较快。

毛细血管出血：出血时，血液呈水珠样渗出，大多能自动凝固止血。

外伤出血是最需要急救的危重急症之一。当人体发生外伤出血时（多为动脉出血），如不立即止血，在短时间内就会因失血量过多而引起失血性休克，并很快导致死亡。所以，止血术是外伤急救技术之首。

常用的止血方法有：指压止血法、屈肢加垫止血法、加压包扎止血法和止血带止血法。

（一）指压止血法

指压止血法是用手指压迫动脉经过的骨骼表面部位，使其闭塞，中断血流，来达到止血的目的。指压止血法的压迫点在血管伤口的近心端，适用于头面部和四肢的动脉出血。这是一种快速、有效的止血方法，常常作为创伤止血的首选，但采用此法的救护人员需要熟悉各部位血管出血的压迫点，且仅适用于急救，压迫时间也不宜过长。

头面部的血液供应丰富，主要由颞浅动脉、面动脉、耳后动脉和枕动脉四支血管供应，如图 3.1 所示。

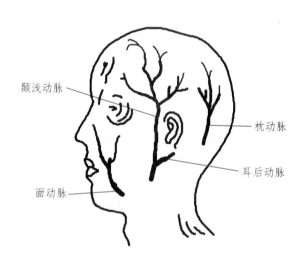

图 3.1　头面部的血管分布

（1）头顶部或颞部出血：在伤侧耳前，对准耳屏前 1 cm，颧骨上方，用拇指压迫颞浅动脉，如图 3.2 所示。

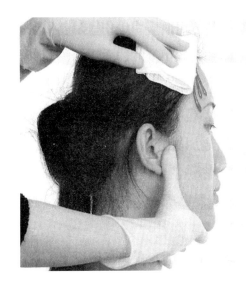

图 3.2　头顶部或颞部出血止血

（2）面部出血：用拇指压迫下颌骨与咬肌前缘交界凹陷处的面动脉，如图 3.3 所示。

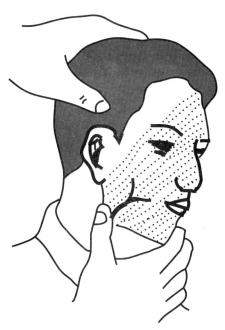

图 3.3　面动脉压迫止血

（3）前臂出血：将患肢抬高，用四指压在肘窝肱二头肌内侧的肱动脉末端，如图 3.4 所示。

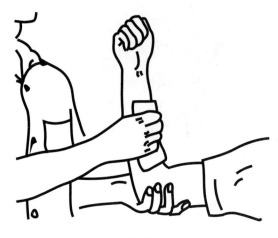

图 3.4　前臂出血止血

（4）手掌出血：抬高前臂，手指朝上，在手腕下方约两横指水平，腕部掌面两侧尺、桡动脉搏动点，同时按压尺、桡两条动脉，如图 3.5 所示。

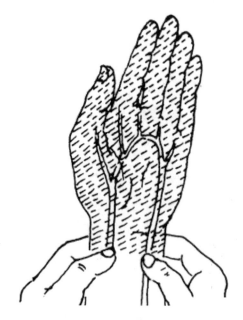

图 3.5　手掌出血压迫止血

（5）手指出血：伤指尖朝上，救助者用拇指和食指在伤指根部两侧相对按压，如图 3.6 所示。

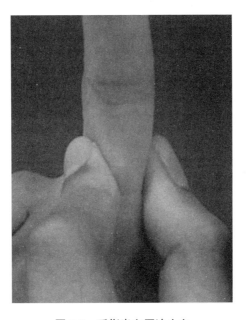

图 3.6　手指出血压迫止血

（6）足部出血：用双手拇指分别压迫足背动脉和内踝与跟腱之间的胫后动脉，如图 3.7 所示。

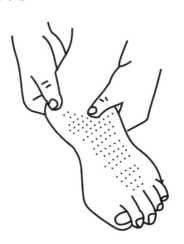

图 3.7　足部出血止血

（二）屈肢加垫止血法

适用于前臂或小腿出血的止血。其方法为：在肘窝或腘窝内放置纱布垫、棉花团或毛巾、衣服等物品，然后屈曲关节，借纱布垫等将动脉压闭，并用三角巾或绷带作"8"字形固定，如图3.8所示。本止血法不适合于有骨折或关节脱位的出血者。

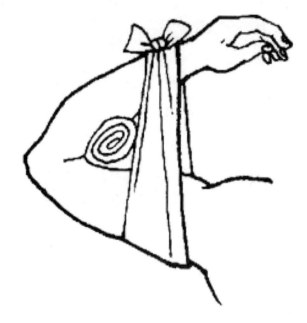

图3.8　屈肢加垫止血

（三）加压包扎止血法

通过在伤口上覆盖较厚实的敷料，在外加压包扎，从而达到压迫止血的目的。其方法为：在伤口上覆盖无菌敷料，再用纱布、棉花、毛巾、衣服等折叠成相应大小的垫，置于无菌敷料上面，然后再用绷带、三角巾等紧紧包扎，以出血停止为度，如图3.9和图3.10所示。这种方法用于小动脉以及静脉或毛细血管的出血，是最常用的止血方法，但伤口内有碎骨片时，禁用此法，以免加重损伤。

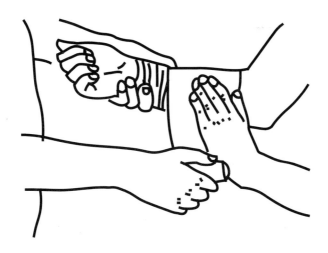

图 3.9　前臂加压包扎止血

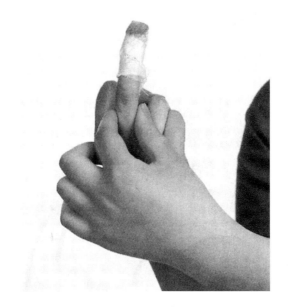

图 3.10　手指加压包扎止血

（四）止血带止血法

止血带止血法一般用于四肢外伤的大出血，且加压包扎无法止血的情况下。使用止血带止血时，接触的面积应尽量大，以免造成局部组织的损伤。与指压止血法一样，结扎止血带的位置也在血管伤口的近心端。

常用的止血带有局部充气式止血带、橡皮管止血带和布制止血带三种，其中以局部充气式止血带为最佳，其副作用较小。机上急救箱和应急医疗箱内分别配有动脉止血带和静脉止血带，血压计的袖带也可用作局部充气式止血带。在紧急情况下，止血带还可以用橡皮管、三角巾或绷带，甚至布条等来代替，但应在它们下面放好衬垫物。值得强调的是：千万不能使用细绳索、电线或铁丝等充当止血带，以免造成肢体的严重损伤。

1. 使用止血带止血的操作方法

（1）局部充气式止血带止血法：常用血压计袖带作为止血带，其操作方法比较简单，只需要把血压计袖带缠绕在血管伤口的近心端，然后充气至伤口停止出血时为止。

（2）橡皮管止血带止血法：用作止血带的橡皮管一般长为 50～100 cm。结扎的方法如图 3.11 所示，操作者的左手掌心向上，放在扎止血带的部位，止血带的一端由拇指、示指和中指紧握，留出约 10 cm；右手拉紧止血带，持带中段绕伤肢 2 圈，然后把带塞入左手的示指与中指之间；左手的示指与中指紧夹一段止血带向下牵拉，使之成为一个活结，压住"余头"，以免滑脱，外观呈"A"字形。

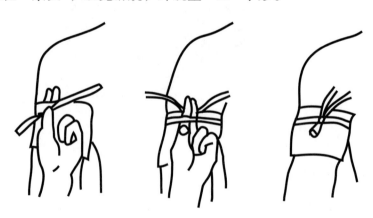

图 3.11　橡皮管止血带止血法

（3）布料绞紧止血法：如图 3.12 所示，将三角巾折成带状或用其他布带绕伤肢一圈，打个蝴蝶结；取一根小棒穿在布带圈内，提起小棒拉紧，将小棒依顺时针方向绞紧，将绞棒一端插入蝴蝶结环内；最后拉紧活结并与另一头打结固定。

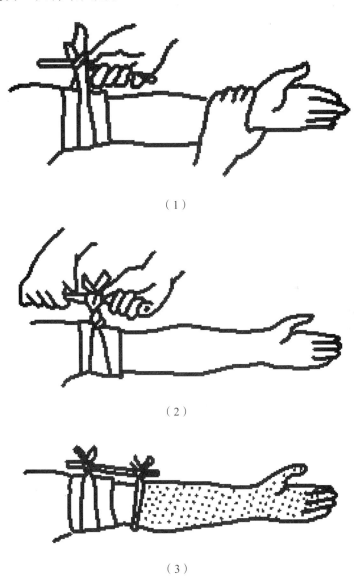

（1）

（2）

（3）

图 3.12　布料绞紧止血

布料绞紧止血法是止血带止血法的变异，是在没有合适的止血带时才用的。

2. 使用止血带止血的注意事项

（1）止血带结扎的部位：上臂外伤大出血的结扎部位在上臂上 1/3 处，前臂或手大出血的结扎部位在上臂下 1/3 处。止血带不能扎在上臂的中 1/3 处，因为该处神经走行贴近肱骨，易被损伤。下肢外伤大出血应扎在股骨中下 1/3 交界处。

（2）衬垫：使用止血带的部位应该放置衬垫，否则会损伤皮肤。止血带也可以扎在衣服的外面，把衣服当作衬垫。

（3）止血带结扎的松紧度：应以出血停止、远端摸不到脉搏为宜，过松达不到止血目的，过紧会损伤组织。

（4）止血带结扎的时间：一般不应超过 4 小时。原则上每小时要放松 1 次，放松时间为 1~2 分钟。

（5）使用止血带的标记：使用止血带的患者必须有明显的标记，贴在患者前额或胸前易发现的部位，并注明启用和松解时间，优先后送。

止血带止血法可以用以下六个字来概括：

"准"——看准出血点，准确扎好止血带；

"垫"——垫上垫子，不要直接扎在皮肤上；

"近"——扎在血管伤口的近心端（禁止扎在上臂中间）；

"宜"——松紧适宜；

"标"——做好红色标记，注明时间；

"放"——每隔 1 小时放松一次止血带，每次放松不超过 3 分钟，其间用指压止血法代替止血带止血。

三、现场包扎

伤口包扎在急救中应用范围较广，可起到保护创面、固定骨折或关节、防止伤口污染、压迫止血并止痛等作用，有利于伤口的早期愈合。

（一）现场包扎的材料

机上急救箱内配备的可作为现场包扎用的材料包括：敷料、绷带和三角巾。此外，还可以作为现场包扎用的其他常用就便材料包括：毛巾、领带、围巾、鞋带、袜子、衣服等。

1. 敷　料

临床使用的敷料是折叠成 4～8 层的细网眼纱布，大小不一，规格多样，主要有两种：一种是消毒后装入密闭塑料袋备用的成品敷料，如图 3.13 所示；另一种是医院自制的装入敷料桶的消毒灭菌敷料。机上配备的为用塑料袋密封的 10 cm×10 cm 的敷料，共10 块。

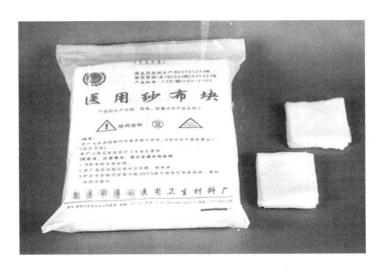

图 3.13　敷料（纱布）

2. 绷带卷

常用的有纱布绷带卷和弹力绷带卷两种。绷带卷长度一般为 600 cm，宽度有 3 cm，5 cm，8 cm，10 cm，15 cm 和 20 cm 等。机上急救箱内配备的绷带为 3 列（5 cm），5 列（3 cm）绷带，如图 3.14 所示。

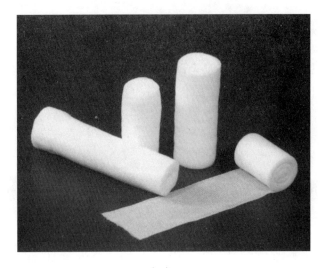

（a）

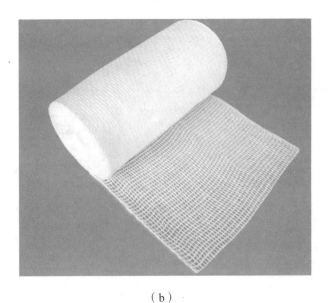

（b）

图 3.14　绷带卷

（二）现场包扎的方法

（1）环形包扎法：绷带卷向上，右手握住，左手拇指将绷带头轻压于需要固定的起始部位，右手连续环形包扎局部，按需缠绕足够圈数，末端用胶布固定，如图 3.15 所示。主要用于肢体较小或圆柱形部位，如手、足、腕部和额等部位。

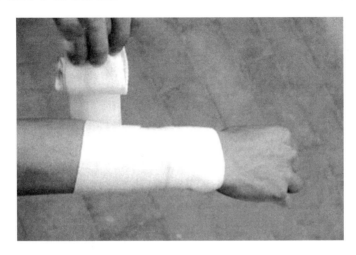

图 3.15　环形包扎法

（2）蛇形包扎法：先按环形包扎法缠绕数圈后，再以绷带卷的宽度作为间隔斜向上缠或斜向下缠，如图 3.16 所示。此法多见于夹板的固定和大腿等处的包扎。

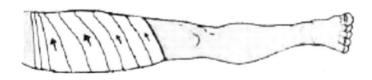

图 3.16　蛇形包扎法

（3）螺旋形包扎法：先将绷带卷按环形包扎法缠绕数圈，随后缠绕的每一圈均覆盖上一圈的 1/3～2/3，包扎呈螺旋形前进。此法多用于周径相差不大的肢体。

（4）螺旋反折包扎法：做螺旋形包扎时，遇到粗细变化明显的部位时，将绷带卷反折，盖住前一圈的 1/3～2/3，由此前进。反折部位避开伤口正上方或骨突出部位，避免造成压迫性不适。此法多用于周径差异较大的肢体。

（5）"8"字包扎法：先将绷带头平放于关节旁，环形轻绕两圈，再向关节处自下而上，从左到右，或自上而下，从右到左，来回做"8"字形缠绕，如图 3.17 所示。因关节处缠绕圈数较多，力度有叠加效应，每一圈不能过度用力。绷带尾用胶布固定。此法主要用于大关节，如踝关节、肘关节、膝关节、腕关节等处的扭伤。

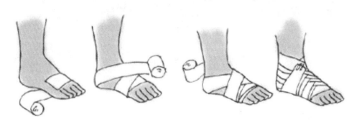

图 3.17 "8"字包扎法

（三）现场包扎的注意事项

现场包扎时，要做到"快、准、轻、牢"。

快——动作敏捷迅速；

准——部位准确；

轻——动作轻柔，不要碰撞伤口；

牢——包扎牢靠，不能过松，以免敷料脱落，也不能过紧，以免影响血液循环。

四、骨折的固定和搬运

骨折固定术是针对骨折的急救措施，可以防止骨折断端的移位，具有减轻伤员痛苦的功效，同时还能有效地防止因骨折断端的移位而损伤血管、神经等组织，避免造成严重的并发症。

（一）外伤与骨折

骨折是指骨与骨小梁的连续性发生中断，骨骼的完整性遭到破坏的一种医学急症。

骨折多由外伤（直接暴力和间接暴力）引起，所以又称为外伤性骨折。按皮肤是否损伤、骨折是否与外界相通，可以将骨折分为开放性骨折和闭合性骨折两种；按程度的不同，骨折又可以分为不完全骨折（仍有部分骨质相连）和完全骨折（骨质完全离断）两种。

临床上常见的骨折如图 3.18 所示。

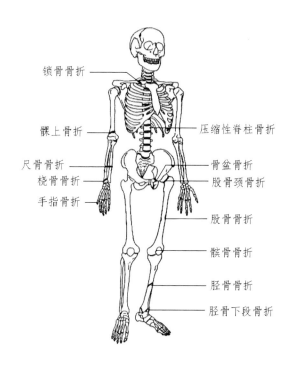

图 3.18　常见的骨折

当遇到外伤病人，要判断其是否有骨折存在，可以从以下几个方面来进行：

（1）是否有疼痛。

（2）是否有局部肿胀，或成角、变短、扭曲等畸形。

（3）是否有肢体功能障碍。

（4）有时可触到骨摩擦音。

（二）骨折的固定

1. 固定材料

（1）木制夹板：是以往最常用的固定器材，根据夹板长短的不同，有多种规格，以适应不同部位骨折的需要，外包软性敷料。

（2）钢丝夹板：一般有 7 cm × 100 cm，10 cm × 100 cm，15 cm × 100 cm 等规格，携带方便，可按需要任意弯曲，以适应各部位骨折的需要，使用时应在钢丝夹板上放置软性衬垫。钢丝夹板在临床上的应用越来越多。

（3）其他材料：如充气夹板、负压气垫和塑料夹板等，情况紧急时还可以就地取材，用竹棒、木棍和树枝等来固定。

机上配备的是手臂和腿部夹板，对于夹板的质地相关法规没有要求。

2. 固定方法

（1）四肢骨折固定方法：

① 肱骨骨折固定方法：如图 3.19 所示，用两条三角巾和一块夹板将伤肢固定；再取一条燕尾式三角巾，用其中间悬吊前臂，将两底角向上绕颈部后打结；最后用一条带状三角巾分别经胸背于健侧腋下打结。

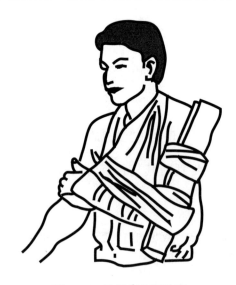

图 3.19　肱骨骨折固定法

② 肘关节骨折固定方法：如图 3.20 所示，当肘关节弯曲时，用两条带状三角巾和一块夹板把肘关节固定；当肘关节伸直时，可用一卷绷带和一块三角巾把肘关节固定。

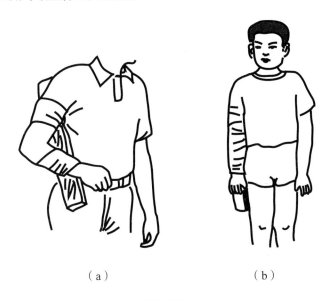

（a）　　　　　　　　（b）

图 3.20　肘关节骨折固定方法

③ 尺、桡骨骨折固定方法：如图 3.21 所示，将一块长短合适的夹板置于伤肢下面，用两块带状三角巾或绷带把伤肢和夹板固定；再用一块燕尾三角巾悬吊伤肢；最后用一条带状三角巾的两底边分别绕胸背于健侧腋下打结固定。

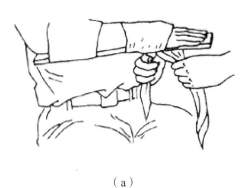

（a）

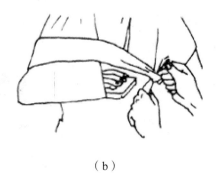

（b）

图 3.21　尺、桡骨骨折固定方法

④ 手指骨骨折固定方法：如图 3.22 所示，利用冰棒棍或短筷子作小夹板，另用两片胶布作粘合固定；若无固定棒棍，可以把伤指固定在健指上。

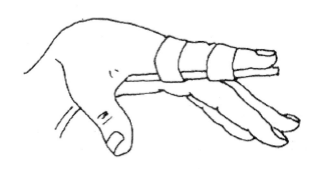

图 3.22　手指骨骨折固定方法

⑤ 股骨骨折固定方法：如图 3.23 所示，用一块长夹板（长度为伤员的腋下至足跟的距离）放在伤肢外侧，另用一块短夹板（长度为伤员的会阴至足跟的距离）放在伤肢内侧，至少用 4 条带状三角巾，分别在腋下、腰部、大腿根部及膝部环绕伤肢包扎固定。注意在关节突出部位要放软垫。若无夹板时，可以用带状三角巾或绷带把伤肢固定在健侧肢体上。

⑥ 胫、腓骨骨折固定方法：如图 3.24 所示，与股骨骨折固定相似，只是夹板长度稍短，向下要超过踝关节，向上超过膝关节即可。

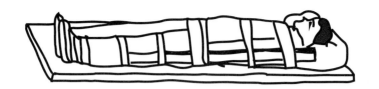

图 3.23　股骨骨折固定方法

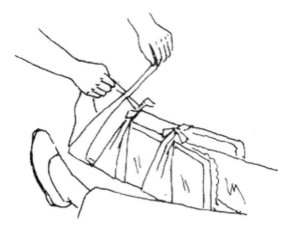

图 3.24　胫、腓骨骨折固定方法

（2）脊柱骨折固定方法：

① 颈椎骨折固定方法：如图 3.25 所示，伤员仰卧，在头的枕部垫一薄枕，使头部成正中位，注意不要让头部前屈或后仰；再在头的两侧各垫一枕头；最后用一条带子通过伤员额部固定头部，限制头部的前后左右晃动。

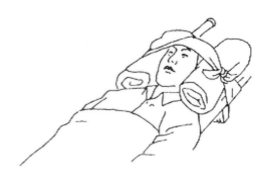

图 3.25　颈椎骨折固定方法

② 胸椎、腰椎骨折固定方法：如图 3.26 所示，使伤员平直仰卧在硬质木板或其他板上，在伤处垫一薄枕，使脊柱稍向上突，然后用几条带子把伤员固定，使伤员不能左右转动。

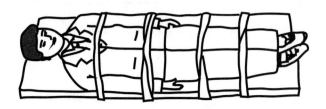

图 3.26　胸椎、腰椎骨折固定方法

3. 注意事项

（1）实施骨折固定术时需注意伤员的全身状况，如心脏骤停时要先进行心肺复苏处理，如有大出血时要先止血、包扎，然后固定。

（2）固定应包括上下两个相邻的关节，以达到制动的目的。

（3）骨折固定时动作要轻，固定要牢，松紧要适度，皮肤与夹板之间要垫以适量的软物，尤其要注意夹板两端骨突出处和空隙部位，不要让木板与骨突出部分直接接触，以防局部受压而引起缺血坏死。

（4）闭合性骨折有畸形时，应将其拉直，再行固定。

（5）开放性骨折时，可先用净水冲洗伤口，再行止血、包扎和固定，切忌将外露骨头复位。

（6）固定肢体的指（趾）头应暴露在外，以便观察血液循环情况。固定后如伤者肢体出现剧痛、麻木、发白、青紫时应立即松开绷带或三角巾等包扎物，再行适度固定。

（7）骨折固定的目的不是让骨折复位，而是防止骨折断端的移动，以便于下一步的转运与后送，所以不可把刺出伤口的骨折断端强行送回伤口内。

（三）骨折的搬运

骨折的搬运主要是指脊柱骨折伤员的搬运。脊柱骨折固定后，正确的搬运和护送可以减轻伤员的痛苦，为及时有效的治疗创造条件；而不正确的搬运和护送会增加伤员的痛苦，甚至造成伤情的进一步加重，使伤员距危险更近一步。

脊柱是人体的"大梁"，椎管内有功能重要却又十分娇嫩的脊髓。脊柱骨折后，椎管内的脊髓失去了保护而可能受到错位椎骨或碎骨片的压迫，出现功能障碍，即引起不同程度的瘫痪。如果这种损伤仅局限于脊髓出血、水肿，其感觉和运动障碍是暂时性的，将来可能恢复；但如果是脊髓受到了横断性损伤，目前条件再好的医院也是无能为力的。颈椎骨折引起的脊髓损伤，由于其位置高，靠近呼吸和心跳中枢，可引起四肢瘫痪，甚至造成呼吸、心跳停止，严重威胁病人的生命；胸腰椎的骨折所导致的脊髓损伤会造成双侧下肢瘫痪，病人难以回到原来的工作岗位，甚至连生活也不能自理。

1. 颈部骨折的搬运

（1）搬运前首先要检查伤者的意识和呼吸情况。如果骨折时伤者的意识已经丧失，最基本的紧急处理是保证呼吸道畅通（此时千万不要让头扭动，只让颈部向前伸即可）；若没有了呼吸，应进行人工呼吸。

（2）搬运病人时，要采用硬质材料制作的担架。注意千万不要让颈部活动，可以将毛巾、毛毯等放到头的周围，或用砖头、石块等将头部固定。

2. 胸、腰椎骨折的搬运

（1）采用硬质材料制作的担架或代用品搬运。

（2）搬运时最好由三人协同进行。三人都蹲在伤者的一侧，然后分别以双手插入病人的肩背部、腰臀部及两下肢背侧，同时托起，维持脊柱水平位，将病人仰卧位放在硬板担架上，如图3.27所示。注意，腰部要用小枕头、衣褥等软物垫起。

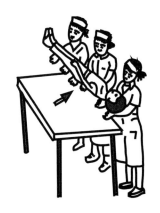

图 3.27　胸、腰椎骨折的搬运方法

3. 脊柱骨折搬运时的注意事项

（1）搬运的工具应该用硬质担架、硬板床或门板，不能用软质担架或软床。

（2）搬动时应由多人平托，禁止一人搂抱或者背扛病员，以免加重脊柱、脊髓损伤。

（3）护送时应让伤者两下肢靠拢，两上肢贴于腰部两侧，并保持伤者的体位为直线。

（4）搬运过程中应尽量避免频繁搬动和颠簸。

第四章
机上突发公共卫生事件

突发公共卫生事件是指突然发生，造成或者可能造成社会公众健康严重损害的重大传染病疫情、群体性不明原因疾病、重大食物和职业中毒以及其他严重影响公众健康的事件。

第一节　机上重大传染病疫情

一、机上发现重大传染病疫情的处理原则

根据《突发公共卫生事件应急条例》，飞机运行过程中发现了根据国务院卫生行政主管部门规定需要采取应急控制措施的传染病病人、疑似传染病病人，机长应当以最快的方式通知前方降落机场，并向所在航空公司报告。

根据《国内交通卫生检疫条例》，飞机出入检疫传染病疫区和在非检疫传染病疫区的飞机上发现检疫传染病疫情时，要对飞机及其乘客、行李实施交通卫生检疫。在非检疫传染病疫区的飞机上，发现了检疫传染病病人、病原携带者、疑似检疫传染病病人时，机长应当组织有关人员采取下列临时措施：

（1）以最快的方式通知前方机场，并向所在航空公司主管部门报告。

（2）对检疫传染病病人、病原携带者、疑似检疫传染病病人和与其密切接触者实施隔离。

（3）封锁已经污染或者可能被污染的区域，采取禁止向外排放污物等卫生处理措施。

（4）在指定的降落机场将检疫传染病病人、病原携带者、疑似检疫传染病病人和与其密切接触者以及其他需要跟踪观察的旅客名单，移交当地县级以上地方人民政府卫生行政部门。

（5）对承运过检疫传染病病人、病原携带者、疑似检疫传染病病人的飞机和可能被污染的环境实施卫生处理。

根据《中华人民共和国国境卫生检疫法》，在国境口岸发现检疫传染病、疑似检疫传染病，或者有人非因意外伤害而死亡并死因不明的，机长应当立即向国境卫生检疫机关报告，并申请临时检疫。

二、检疫传染病

检疫传染病是指鼠疫、霍乱以及国务院确定并公布的其他传染病。

鼠疫（plague）是由鼠疫耶尔森菌引起的自然疫源性疾病，是两种甲类传染病之一。鼠为本病的重要传染源，人类主要是通过鼠→蚤→人的传播方式，经人的皮肤传入引起腺鼠疫，经呼吸道传入引起肺鼠疫。在临床上，鼠疫主要分为腺鼠疫、肺鼠疫和败血症型鼠疫。人感染鼠疫后，一般 3~5 天发病，有时 1 天就会发病，病人突然出现恶寒战栗、发烧、体温可达 39 ℃ 以上；同时出现头昏、头痛、呼吸和脉搏加快；很快进入极度虚弱或昏迷状态，面色苍白或潮红，步态蹒跚，孕妇常常会出现流产。腺鼠疫除呈持续高热外，在大腿根部、颈部、腋下等处有肿大明显、疼痛剧烈的肿块。肺鼠疫更重，起病急，高烧可达 40 ℃~41 ℃，随后咯血痰、气短、气喘、呼吸困难，临终前患者全身皮肤发绀呈黑紫色，故有"黑死病"之称。肺鼠疫患者痰中可排出大量鼠疫杆菌而成为重要的传染源。

霍乱（cholera）是一种烈性肠道传染病，是两种甲类传染病的另一传染病，由霍乱弧菌（Vibrio cholerae）污染水和食物而引起传播。临床上以起病急骤、剧烈泻吐、排泄大量米泔水样肠内容物、脱水、肌痉挛、少尿和无尿为特征。严重者可因休克、尿毒症或酸中毒而死亡。

三、机上发生鼠疫疫情的应急处理程序

在飞机运行过程中，如果出现鼠疫病人、疑似病人时，机长应当立即通过空中交通管制部门，向民用航空行政主管部门报告以下内容：

（1）飞机所属公司、型号、机号和航班号。

（2）始发机场、经停机场和目的地机场。

（3）机组及乘客人数。

（4）病人的主要症状、体征和发病人数。

同时，机长应当组织客舱乘务员、安全员以及机上医务人员乘客等实施下列临时交通卫生检疫措施：

（1）立即封锁鼠疫病人、疑似病人所在舱位，禁止各机舱间人员流动；控制机组人员进出驾驶舱。

（2）对鼠疫病人、疑似病人采取就地隔离、采样等医学措施。

（3）对被污染或者可能被污染的环境和病人的分泌物、排泄物进行消毒处理。

四、机上发生霍乱疫情的应急处理程序

在飞机运行过程中，如果发现霍乱病人、病原携带者和疑似病人，机长可以按原计划飞行，但应同时通知空中交通管制部门和目的地机场，并组织客舱乘务员、安全员以及机上医务人员乘客等人员实施下列紧急措施：

（1）立即封锁霍乱病人、病原携带者和疑似病人所在舱位，禁止各机舱间人员流动。

（2）将霍乱病人、病原携带者和疑似病人隔离在其座位舱一端，实施应急医学措施，提供专用吐泻容器，封闭被污染的厕所，并对吐泻物进行采样留验。

（3）对霍乱病人、病原携带者、疑似病人的吐泻物和已经污染或者可能被污染的环境进行卫生处理。

第二节　高空客舱失压

通常情况下，为了避免高空低气压、缺氧和低温环境，随着飞行高度的上升，飞机一直处于加温、加压状态中，使飞机上的乘员不至于因为高空气压低、氧气不足和低温而产生不舒服的感觉。客舱空气系统（或者叫作客舱空调系统）的作用就是为客舱过滤空气、加压并控制气流循环和空气温度。客舱失压是指当飞机的飞行高度超过 3 000 米时，由于空调设备故障或者玻璃、机身受损等原因导致客舱内气压持续降低至客舱外气压的过程。此时，乘客的主要感觉就是呼吸困难和寒冷，甚至人或行李也可能会被吸出客舱。

虽然航空公司每年都会对每架飞机进行很严格的安全检查，而且还有很多例行检查，包括蒙皮和相关电缆都会被进行老化测试，甚至还会用相关机器设备进行探伤，但这并不能保证所有的问题都能检测出来。这导致飞机在高空可能因为突然的冷热变化或者其他原因而产生细小裂纹，甚至曾有高空舱门意外打开的情况，而发生高空客舱失压。

现代客机一般都装备有自动压力检测系统，一旦客舱失压到一定的程度，氧气面罩将自动释放，此时驾驶舱也会立即显示"出现故障"的信息，飞行员可以据此作出判断，迅速戴上为飞行员特别安置的加压氧气面罩以避免自身受到伤害，同时有机会将飞行高度降至 3 000 米或者以下安全高度，以保证机舱内的压力、氧气供应和温度，使机上乘员可以顺利呼吸，并及时与地面沟通，择近降落。

对于乘客来说，首先要保持冷静，并迅速戴上氧气面罩，系紧安全带。此时时间就是生命，在紧急情况下，乘客保护自己的安全永远是第一位的，只有保护好了自己，才有机会帮助其他人。

一、高空客舱失压的处置原则

（1）当客舱处于失压状态时，要求任何人不得在客舱内走动。

（2）客舱乘务员应当重点观察飞机结构是否损坏，乘务长应准确回答机长的内话询问，为机长确定飞机下降率提供依据。

（3）当飞机下降到安全高度后，机长应内话/广播通知客舱："飞机达到安全高度。"此时客舱乘务员应巡视客舱，确认是否有乘客或机组成员受伤，并使用便携式氧气瓶为需要继续用氧的乘客供氧。有知觉的乘客可以采用直坐式姿势吸氧，失去知觉的乘客则采用仰靠位体位吸氧。

（4）乘务长应将乘客和客舱情况及时报告机长。

二、缓慢失压的应急处理程序

（1）如出现客舱缓慢失压，但氧气面罩尚未自动释放时，客舱乘务员应：

① 迅速就近入座，系紧安全带；

② 广播通知乘客坐于原位，系紧安全带，停止使用盥洗间；

③ 广播指导乘客用"捏鼻鼓气"或"做吞咽动作"等方法缓解压耳症状。

（2）如果客舱内氧气面罩已经自动释放，如图4.1所示，客舱乘务员应按以下快速失压处置程序进行处置。

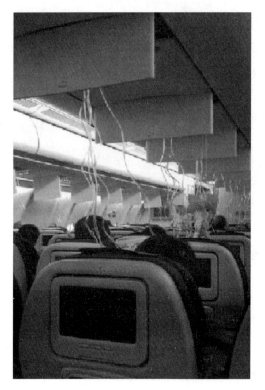

图 4.1　客舱快速失压，氧气面罩被自动释放

三、快速失压的应急处理程序

（1）迅速戴上自动掉下的氧气面罩。

（2）系紧安全带，以免碰伤或被吸出舱外。如果此时客舱乘务员正在工作中，也应迅速就近入座。

（3）在戴上氧气面罩保证自身安全后，指导乘客立即戴上氧气面罩（戴眼镜的乘客先摘下眼镜然后戴上氧气面罩），指导已戴上面罩的成年乘客协助身边儿童戴上氧气面罩。

（4）当听到机长宣布"飞机到达安全高度"后，客舱乘务员应首先确认自己不需要继续用氧，再携带便携式氧气瓶对客舱进行检查。

①　对失去知觉的乘客和儿童进行急救护理，然后照顾其他受伤的乘客和机组成员。

② 为缺氧乘客提供便携式氧气瓶供氧。

③ 如机身破损，应重新调整乘客座位，离开危险区域，同时报告机长。

④ 确认盥洗间内无乘客。

⑤ 帮助乘客消除疑虑。

⑥ 提醒乘客不要将氧气面罩重新放回乘客服务单元内，可以把它放在座椅前面的口袋内。因为化学氧气发生器作用时会产生高热，如放回乘客服务单元容易被烫伤。

附　录
实习操作

实习一　生命体征的测量

一、实习目的与要求

（1）掌握体温、脉搏、呼吸和血压四大生命体征的测量方法与注意事项。
（2）熟悉意识状态的判断。

二、教学方法

分组操作练习、讨论

三、实习器材

体温计	1只；
秒表	1只；
立式汞柱血压计	1副；
听诊器	1副

四、实习步骤

（一）体温的测量（腋下测温法）

（1）解开衣扣，揩干腋下，将体温计的水银端置于腋窝中央略靠前的部位，夹紧体温计（另一只手可以握住被测量手的肘部以帮助固定）。

（2）腋下测温需 5～10 分钟。

（3）取出体温计，读数，做好记录。

（二）脉搏的测量

（1）检查者坐在被检者的右边。

（2）被检者将右手平放在适当位置，掌心向上。检查者将左手食指、中指、无名指并齐按在桡动脉搏动点，压力大小以能感到清楚的动脉搏动为宜。

（3）如果脉搏整齐，可以数 15 秒钟的脉搏次数，再乘以 4 即得 1 分钟的脉搏次数；如果脉搏不整齐，则计 1 分钟的脉搏次数。

（三）呼吸的测量

观察病人胸部或腹部的起伏次数，一吸一呼为一次，观察 1 分钟。

（四）血压的测量

（1）病人取坐位，脱去外衣，露出右胳膊，伸直肘部，手掌向上。

（2）放平血压计，打开盒盖呈 90° 垂直位置。取出袖带，平整无褶地缠于上臂，袖带气囊部分对准肱动脉，打开水银槽开关。

（3）戴好听诊器，将听诊器胸件置于肘窝内侧肱动脉搏动点上，轻压听诊器胸件使之与皮肤紧密接触；用一只手固定听诊器胸件，另一只手打开气门的螺旋帽，握住输气球向袖带内边充气边听诊，使肱动脉搏动消失后再升高 20～30 mmHg，然后开始缓慢放气，使水银柱以 2～

5 mmHg/秒恒定的速度下降，两眼平视汞柱所指的刻度。在水银柱下降的过程中，从听诊器中听到第一声搏动音时汞柱上所对应的刻度即为收缩压；当搏动音突然变弱或消失，此时汞柱所对应的刻度为舒张压。

（4）测量完毕，排出带内余气，拧紧气门的螺旋帽，整理袖带放回盒内，将血压计向水银槽倾斜 45°角时关闭水银槽开关。

（5）将测得的数值记录在血压一栏内，记录方法为分数式，即收缩压/舒张压。若口述血压数值时，应先读收缩压，后读舒张压。

（五）意识障碍的判断

意识障碍的判断，可以通过语言应答、唤醒、疼痛刺激和各种反射活动（包括吞咽反射、对光反射、角膜反射和瞳孔大小等）等检查来确定。机上急救时，意识障碍的快速检查可以按照教材相关内容来进行。

生命体征的测量实习报告

_____专业_____年级_____班_____组

被试姓名		性　别		年　龄	
体　温（T）	°C				
脉　搏（P）	次/分钟				
呼　吸（R）	次/分钟				
血压（BP）（mmHg）	第一次	第二次	第三次	均　值	
意识状态	回答问题：			清醒	
	语言唤醒：			嗜睡或昏睡	
	语言唤醒：			昏迷	
备注： 1. 近期生病情况： 2. 脉律： 3. 其他：					

报告人：_____

实验日期：_____年_____月_____日

实习二　急救箱的使用

一、实习目的与要求

（1）熟悉无菌操作技术。
（2）掌握常用止血、包扎和固定技术。

二、教学方法

分组实习。

三、实习器材

（1）止血器材：橡胶管止血带、条带止血带。
（2）包扎器材：绷带卷、无菌敷料、三角巾。
（3）固定器材：手臂夹板和腿部夹板。
（4）单向活瓣嘴对嘴复苏面罩。

四、实习步骤

（一）无菌操作技术和防护方法（空乘、空保专业）

（1）练习戴一次性口罩。
（2）练习戴消毒手套。教师按照手术室戴手套的规则教学。
（3）练习依次脱手套、脱口罩，并收拾妥当。

（二）指压止血法

教师带领学生，在颞浅动脉压迫点、面动脉压迫点及手指根部压迫点学习指压止血法。

（三）止血带止血法

（1）教师示范橡胶管止血带在上臂的捆扎方法，交代注意事项。每两位同学发一条橡胶管止血带，同学互相捆扎。

（2）针对手部出血的止血，教师示范条带止血带在手腕处的捆扎方法。每一位同学发一根条带止血带，在上下肢多处做捆扎，体会这种止血带的性能。

（四）屈肢加垫止血法

在肘窝、腘窝或腋窝加一个较厚实的棉垫或绷带卷，弯曲肢体，当远端肢体出现发凉、发麻的感觉时，止血就基本到位。将弯曲的肢体用绷带卷缠绕固定。

（五）加压包扎止血法

在前臂设想一个开放流血的伤口。先用生理盐水冲洗伤口，再用碘酊、酒精（或单用碘伏）由内向外将伤口周边皮肤消毒。注意消毒液不能流入伤口。取出无菌敷料，根据伤口的大小，做一个止血垫子，压在伤口上面，再用多块敷料覆盖其上。用胶布先在出血明显的部位加压包扎，最后将敷料边缘用胶布粘贴好。如果伤口还有渗血，可用绷带卷在敷料上包扎，增强止血效果。

（六）夹板的使用

练习上肢骨折和下肢骨折的固定。

（七）单向活瓣嘴对嘴复苏面罩的使用

练习使用单向活瓣嘴时嘴复苏面罩进行人工呼吸。

实习三　客舱心肺复苏

一、实习目的

（1）掌握胸外心脏按压和人工呼吸的方法。

（2）熟悉自动体外除颤器的使用方法。

二、实习要求

所有学生都必须掌握胸外心脏按压技术和人工呼吸方法，空乘、空保专业学生熟悉自动体外除颤器的使用方法。

三、教学方法

教师先在复苏模型上示范胸外按压手法、人工呼吸方法和自动体外除颤器的使用方法，再让同学分组操作。最后，对每一位同学考核评分。

四、实习器材

（1）心肺复苏人体模型：2010 年版本的模型，实验室摆放六套，备用两套。

（2）自动体外除颤器模型：是复苏人体模型上配套的装置。

（3）垫子：体操垫子，尺寸缩小，用于摆放人体复苏模型。

五、实习步骤

（一）教师示范

1. 胸外心脏按压

（1）打开复苏模型显示屏后面的开关，选择训练模式。

（2）双膝分开大致与肩等宽，跪在模型右边。

（3）左手掌根放置于模型胸骨中下 1/3 交界处（男性模型在两乳头连线与胸骨交点处），右手重叠交叉于左手上，双肘关节伸直，双肩稍微向内收紧，腰腹肌发力，借助上半身力量向下按压至少 5 cm，按到位后马上放松，待模型胸部完全回弹，再做第二次按压。按压频率要求每分钟 100~120 次。

注意，按压速度均匀，发力平稳，动作协调，双手不能离开按压部位，手指稍微上翘。如果按压位置不正确、力量不足或过大，显示屏会发出提示语音，要及时纠正动作。

2. 人工呼吸

（1）将单向活瓣嘴对嘴复苏面罩（或无菌敷料）放于模型面部，一只手捏住鼻孔并往头顶方向牵拉鼻子，另一只手托住下颌，使模型头充分后仰（此时，显示屏人体图像中喉部的绿灯亮起），气道完全打开。

（2）深吸一口气，将模型上下唇包严实，用力吹气。如果吹气有效，显示吹气量的绿色条柱亮起。吹气不足或过大，有语音提示，可马上纠正。

（3）吹气完毕，要松开捏住鼻子的手指，等待 2 秒钟后，再吹第二口气。

3. 除 颤

（1）暴露人体模型上半身，在将要贴电极片的两个部位（右胸前上部巴掌大区域和左胸下外侧巴掌大区域），用酒精棉球搽干净。

（2）撕开除颤器电极片上的塑料薄膜，前电极贴于右上胸，外侧电极贴于左胸外下侧。

（3）打开除颤器电源开关，确认无人接触模型，进入心电分析。

（4）如需除颤，AED 将进入除颤模式，发出明显的报警声音。

（5）再次确认无人接触模型后，按下除颤电极按钮，完成除颤。

（二）学生操作

（1）三位同学一小组，两小组共用一具人体模型。每一小组中，一位同学负责胸外心脏按压，一位负责吹气，一位负责除颤。

（2）学生按照老师的示范动作操作。熟悉自己负责的任务后，换岗操作，直到每位同学都能掌握这三种技能，再小组轮换。

（3）暂时没操作的小组，要注意观察正在操作的小组的动作。

（三）考　核

（1）在本实验的最后 30 分钟里，按照三人一组操作人体模型来考核。

（2）每一小组成员协商分工，考核时，三位同学按照机上心肺复苏操作流程来应考。

（3）教师根据每位应考同学操作表现，以机上心肺复苏操作流程要求来逐一评分。

实习四　气道异物梗阻的急救

一、实习目的与要求

（1）了解气道异物梗阻的诱发因素与易发人群。
（2）掌握气道异物梗阻的识别。
（3）掌握气道完全梗阻时的海氏急救法。

二、教学方法

分组演练。

三、实习步骤

（一）自救式腹部冲击法

（1）自己一手握空心拳，拇指侧置于腹部脐上两指、剑突下处；
（2）另一手紧握住此拳，双手同时快速向上、向内冲击 5 次，每次冲击动作要明显分开。
（3）或者选择将上腹部压在坚硬物上，如桌边、椅背和栏杆处，连续向上、向内冲击 5 次。
（4）重复以上操作步骤若干次，直到异物脱出。

（二）互救式腹部冲击法

1. 立位腹部冲击法

（1）救护人站在病人的背后，双臂环绕病人腰部，令病人弯腰，头部前倾。

（2）一只手握空心拳，并将拇指侧顶住病人腹部正中线脐上方两横指、剑突下处。

（3）另一手紧握此拳，快速向内、向上冲击5次。

（4）重复以上操作步骤若干次。

注意：病人应配合救护人，低头张口，以便异物受到气流冲击而吐出。

2. 仰卧位腹部冲击法

（1）将病人置于仰卧位，救护人骑跨在病人两大腿外侧。

（2）用一只手的掌根平放在其腹部正中线、脐上方两横指处，不要触及剑突，另一只手直接放在第一只手的手背上，两手掌重叠。

（3）两手合力快速向上、向内冲击病人的腹部，连续5次。重复操作以上步骤若干次。

（4）检查口腔，如异物已经被冲出，迅速用手指从口腔一侧钩出。

（5）检查如无呼吸、心跳，立即施行CPR。

（三）互救式胸部冲击法

1. 立位胸部冲击法（用于意识清醒的病人）

（1）救护人站在病人的背后，两臂从病人腋窝下环绕其胸部。

（2）一只手握空心拳，将拇指侧置于病人胸骨中部，注意避开肋骨缘与剑突。

（3）另一只手紧握此拳向内、向上冲击5次。

（4）重复以上操作步骤若干次，检查异物是否排出。

2. 仰卧位胸部冲击法（用于意识不清的病人）

（1）救护人将病人放置于仰卧位，并骑跨在病人两大腿外侧。

（2）胸部冲击手的定位与胸外心脏挤压部位相同。

（3）两手的掌根重叠，快速冲击5次，每次冲击的间隔要清楚。

（4）重复以上操作步骤若干次，检查异物是否排出。

（5）检查呼吸、心跳，如呼吸、心跳停止，立即施行 CPR。

参考资料

［1］ 中国民用航空局. 大型飞机公共航空运输承运人运行合格审定规则（CCAR-121-R4）. 修订第四版. 2010.

［2］ 中国民用航空局飞行标准司. 大型飞机公共航空运输机载应急医疗设备配备和训练（AC-121-102R1）. 2011.

［3］ 中华人民共和国国务院. 突发公共卫生事件应急条例. 2003.

［4］ 中华人民共和国国务院. 国内交通卫生检疫条例. 1998.

［5］ 全国人民代表大会常务委员会. 中华人民共和国国境卫生检疫法. 1987.